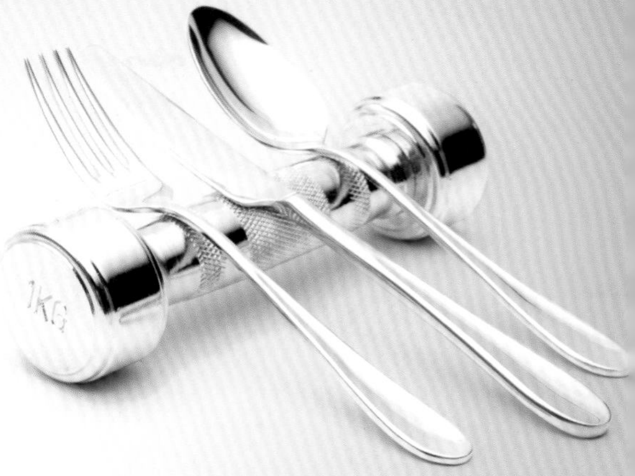

高蛋白質・低脂・低醣飲食法

3周吃出瘦體質

「要減肥，飲食比運動更重要！」

日本最流行！這樣吃瘦最快

FOOD RULES FOR DREAM BODY

TOTAL WORKOUT DIET

給所有追求美體曲線的人們的一段話

Total Workout式美體瘦身法是一種

透過改善生活飲食，而達到90%成功率的瘦身方法。

為什麼是從飲食開始呢？因為飲食是每天必須做的「功課」，

而且不需要什麼準備，立刻就可以開始著手做出改變。

為了達到曲線窈窕，必須從「瘦身」的觀點，培養出選取食材的好眼力，

並在抱著強烈的瘦身意志下，正確改變飲食。

有勇氣驟然改善生活飲食，就是抄小徑通往瘦身成功之路。

Total Workout所提出的改善生活飲食瘦身法，
主要的目標是在於：讓體質得到改善，開始代謝良好、
變得更有活力、充滿幹勁。

如果你已經下定決心，「我一定要讓現在的體質得到改善！」
請別忘了一定要每天為了自己而努力不懈。

別擔心，試試看了就知道了。
只要朝向目標努力不懈地自我節制。
必能擺脫以往的失敗，達到更佳地瘦身成果。
到最後，妳一定可以挺起胸膛，散發自信的光采。

Diet

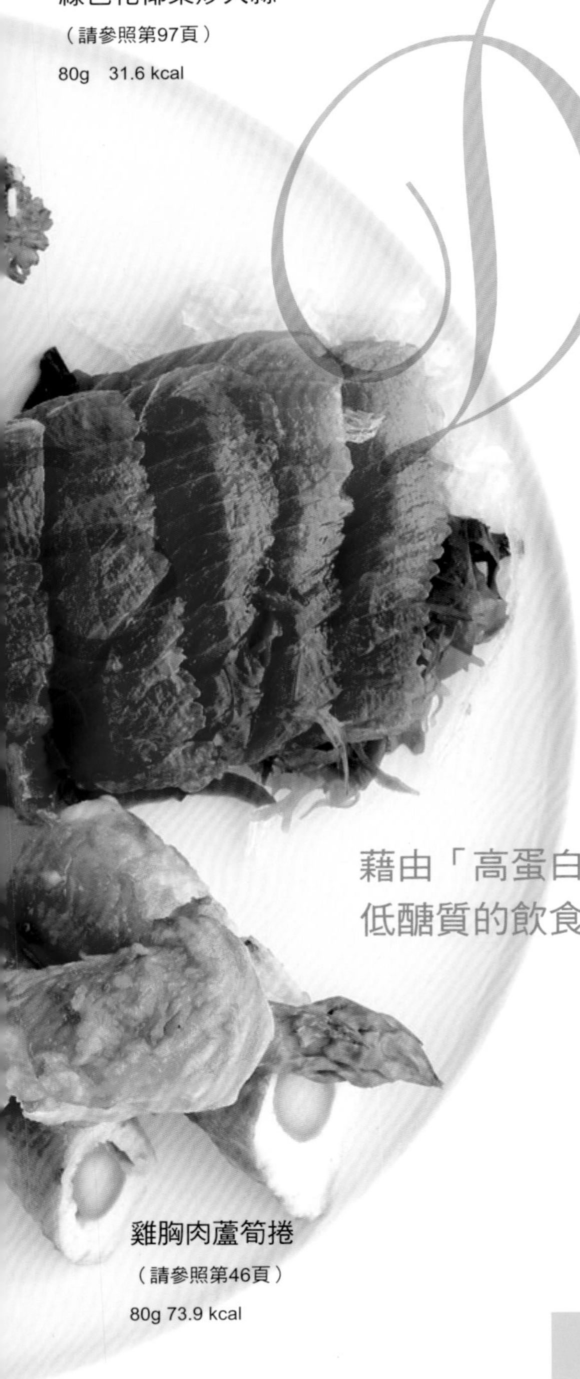

綠色花椰菜炒大蒜

（請參照第97頁）

80g　31.6 kcal

醃鮪魚片拌海藻沙拉

（請參照第63頁）

80g　67.3 kcal

藉由「高蛋白質、零脂肪、
低醣質的飲食」實踐美體瘦身

雞胸肉蘆筍捲

（請參照第46頁）

80g 73.9 kcal

TOTAL 304.9kcal

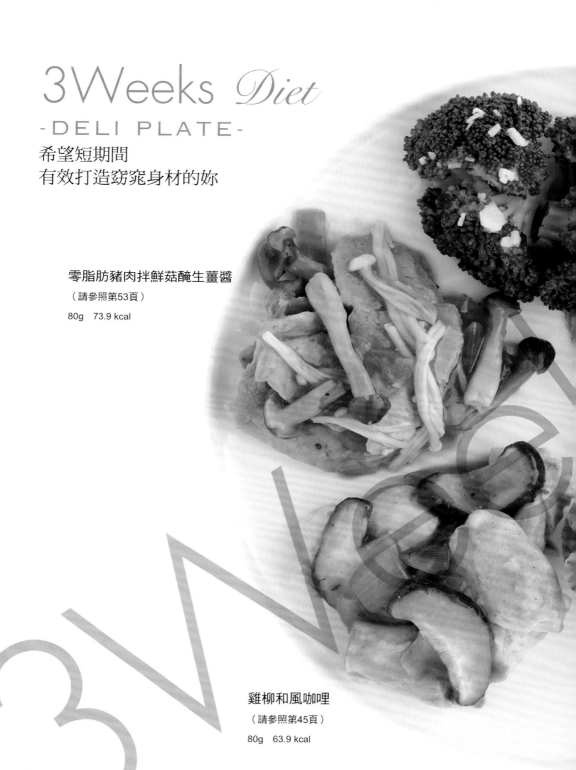

3Weeks *Diet*

-DELI PLATE-

希望短期間
有效打造窈窕身材的妳

零脂肪豬肉拌鮮菇醃生薑醬

（請參照第53頁）

80g　73.9 kcal

雞柳和風咖哩

（請參照第45頁）

80g　63.9 kcal

Diet

無油凱撒沙拉

（請參照第108頁）

80g　78.6 kcal

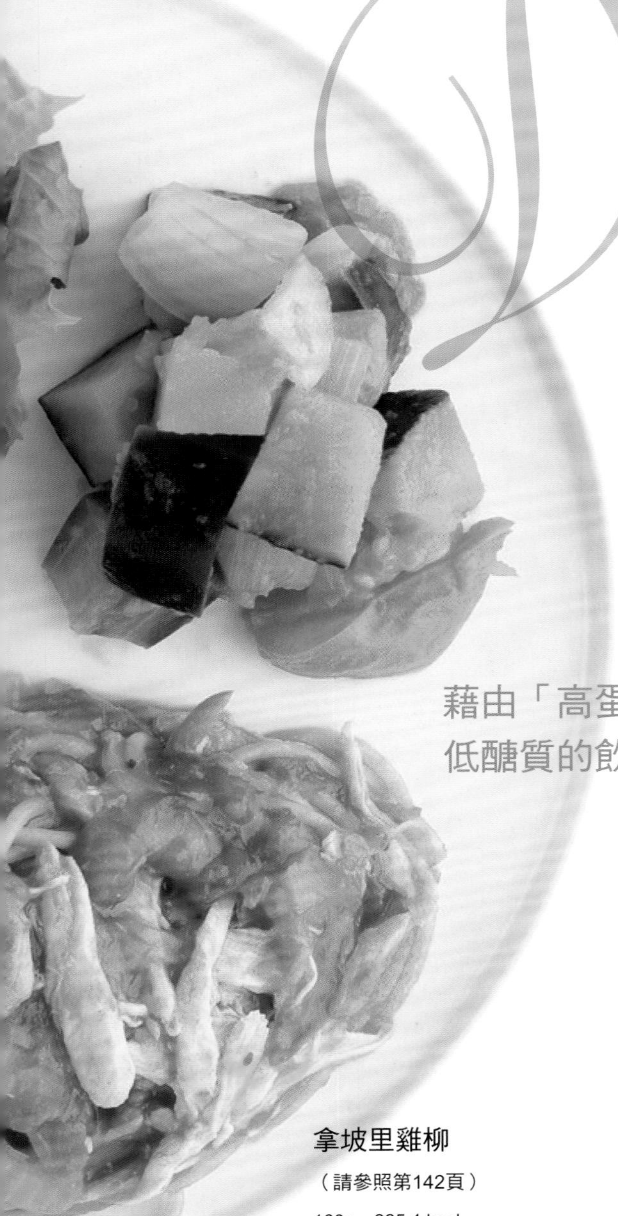

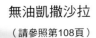

普羅旺斯雜燴

（請參照第97頁）

80g　37.9 kcal

藉由「高蛋白質、零脂肪、
低醣質的飲食」實踐美體瘦身

拿坡里雞柳

（請參照第142頁）

160g　225.4 kcal

TOTAL 427.1 kcal

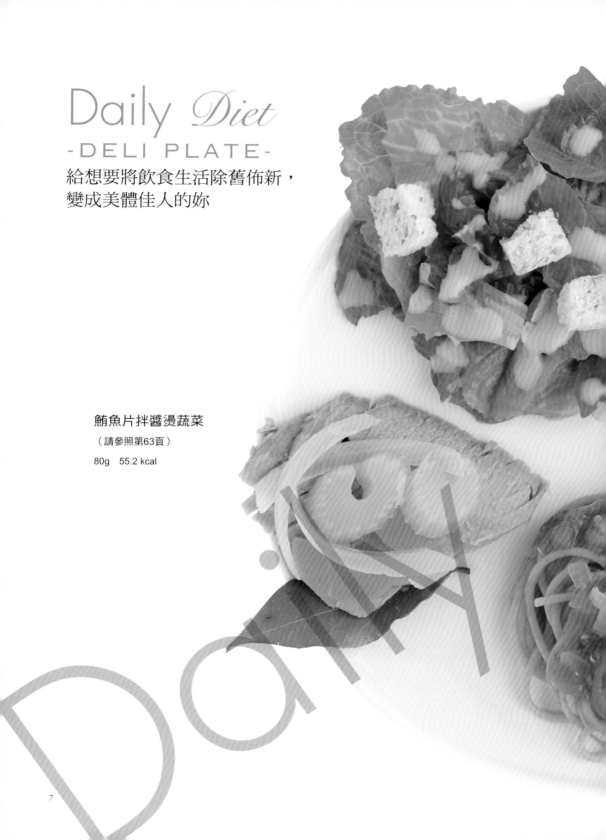

Daily *Diet*

-DELI PLATE-

給想要將飲食生活除舊佈新，
變成美體佳人的妳

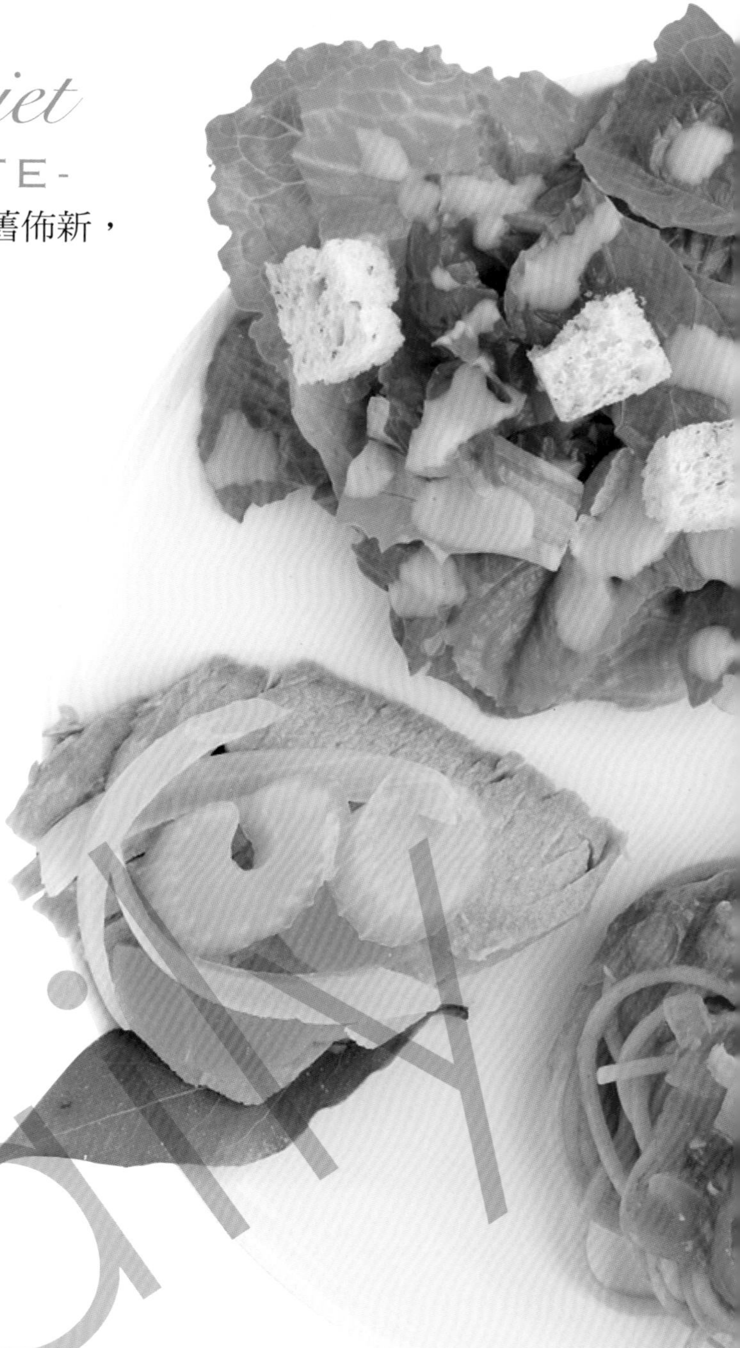

鮪魚片拌醬燙蔬菜

（請參照第63頁）

80g　55.2 kcal

Daily

Contents

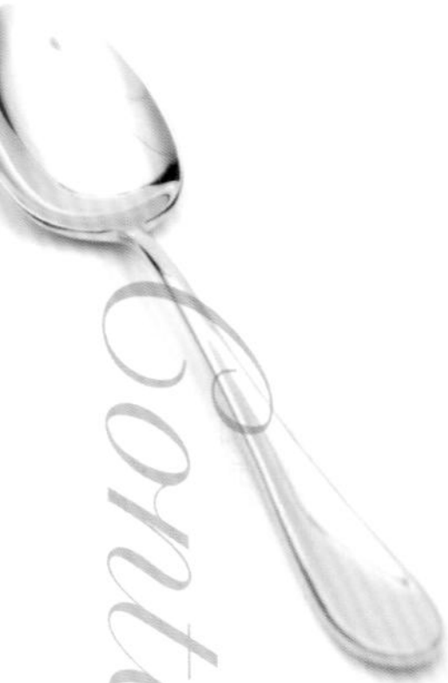

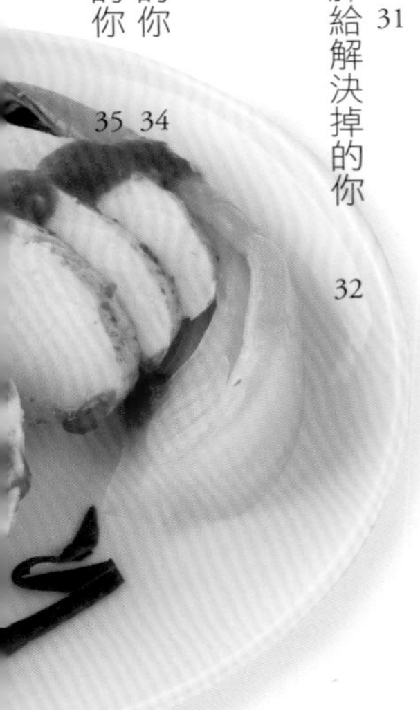

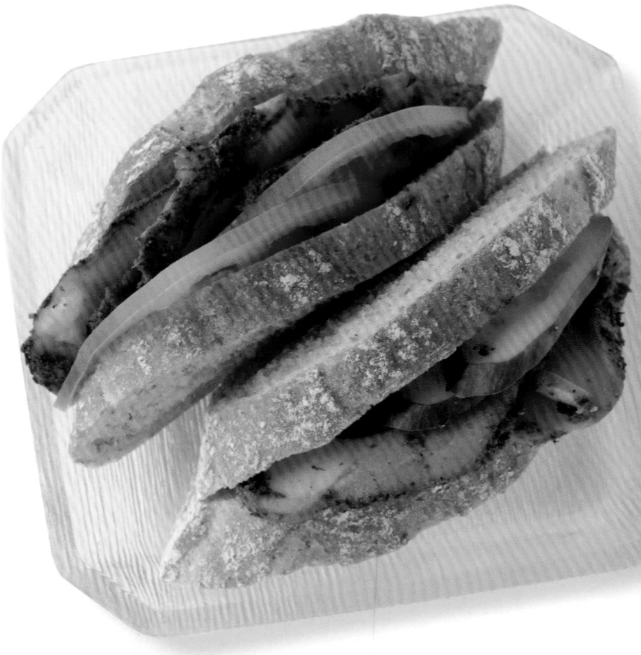

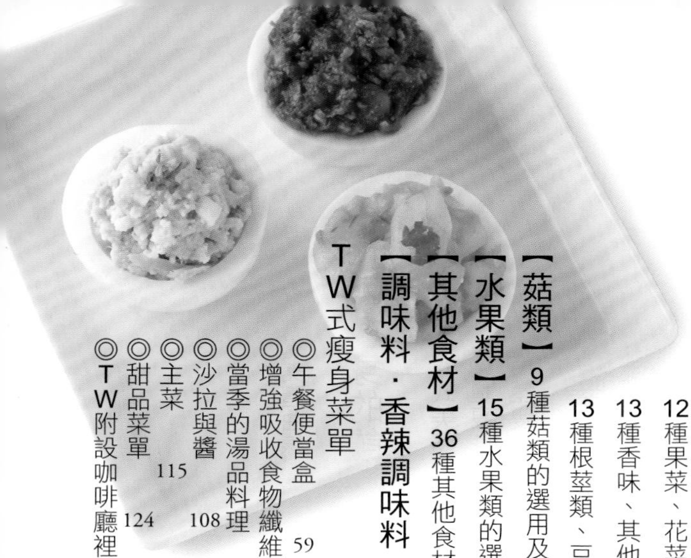

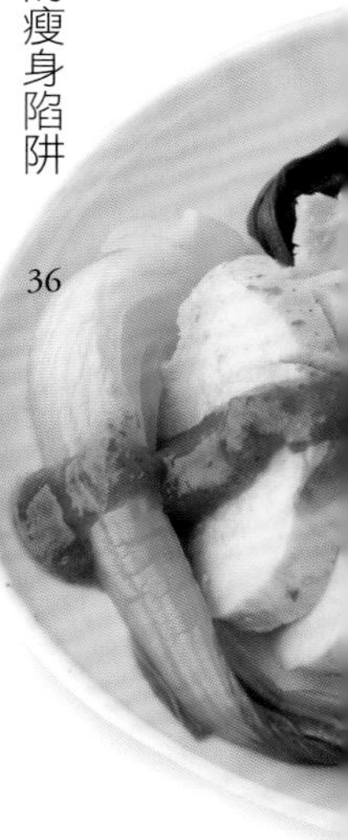

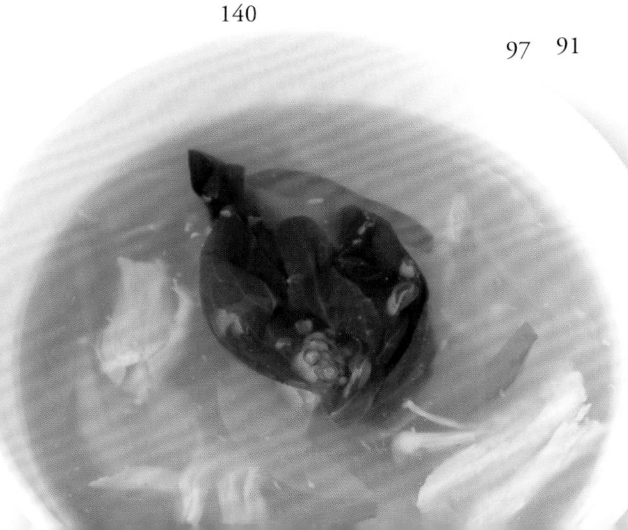

第2章　TW式美體瘦身法採用的食材及烹調

第3章 成就美麗的祕訣

【美Column】

本書的使用方法

TW式美體瘦身法的食材介紹頁

除了營養成分之外，還說明了瘦食時應該要注意的部分及食用方式。

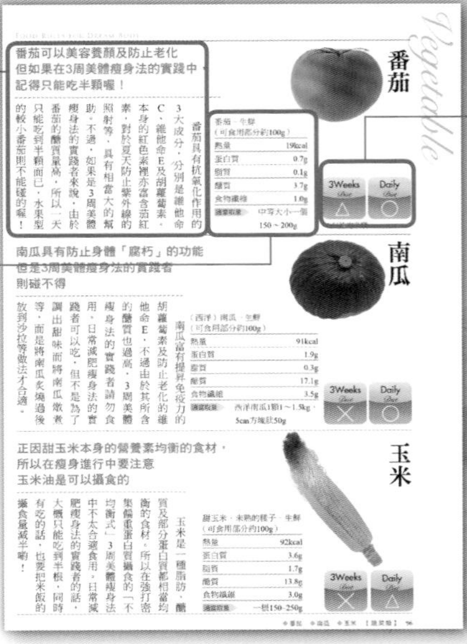

依美體瘦身種類別來表示是否可食用

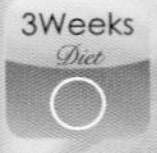

代表是3周美體瘦身法（P24~26）的容許與否標誌

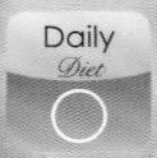

代表是日常瘦身減肥法（P27~32）及特別瘦身減肥法（P33~35）的容許與否標誌

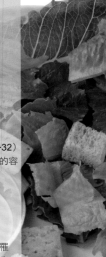

食材的營養成分

這部分揭載的內容是自從《日本食品標準成分表2010》中所刊載的資料（蛋白質及脂肪質採用是以舊有的測定法所表示的固有數據）。未刊載的食品亦有說明其參考數據。

●注意事項●

本書中的作法是提倡比一般的飲食更加攝食蛋白質並同時壓抑脂肪質及醣質吸收的飲食生活改變。若你是罹患有糖尿病、肝臟、腎臟疾病、痛風（高尿酸血症）等必需要接受治療的患者，請在實踐本書瘦身法前，先向你的主治醫師及營養師諮詢。此外，如果開始實踐後，你發現有什麼身體不對勁的狀況時，請馬上中止實行，並請儘速就醫。

FOOD RULES FOR DREAM BODY

第1章

美體瘦身的飲食概念

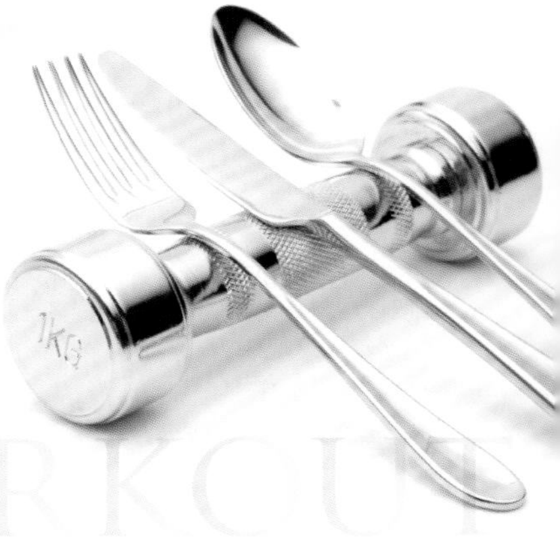

TOTAL WORKOUT DIET

實踐TW式美體瘦身所不可或缺的飲食模式

當聽到「Total Workout」的時候，相信很多人腦海裡一定浮現了許多肌肉男在做重量訓練的畫面吧！會這樣想也無可厚非，在Total Workout（下略：TW）裡的主要使用者，的確多數以男性為主，其中又不乏運動選手及格鬥選手在此做健身運動。但是在這樣的健身空間裡，許多女性也不讓男性專美於前。她們最主要的目的，都是希望「在短時間內達到美體瘦身的效果」以及「掌握比目前更佳的完美曲線」。

為了達到最有效的美體瘦身效果，TW提供適合每個不同人的瘦身方法。但首先，不論是為了哪種目的而開始瘦身，都必須先從「飲食方法」開始。因為TW是一間健身中心，所以相信不少人都會認為TW必是提供透過鍛鍊而達到瘦身效果的方式。但事實上TW卻是認為「飲食生活的改善」才是美體瘦身最應看重的首要之務。當然了，相信到目前為止，你也已經在飲食生活面上，為了保持均衡的營養，下了不少功夫。但沒有成功的原因，很可能是在飲食控制這方面控制得還不夠完善。既然已經決意要改變自己的身體，那就有必要以打造美體曲線的「為瘦身而吃」的角度，努力來思考應該取用的食材，讓飲食生活變得更加地完善。

因此，為了讓夢想達成，下面有3個要點請務必要詳記。

1 選用高蛋白質、低脂肪、低醣類的食材或食譜

2 1天的飲食量不變，但將每天的飲食分成5次進食。不要讓肚子產生空腹，也不要一次吃得太飽

3 在日常生活中刻意活動較大的肌肉群

抱持著堅強的意志力
慎選對瘦身有益的食材，改善飲食生活

Rule.1

選用高蛋白質、低脂肪、低醣類的食材或食譜

想要擁有美麗曲線，首先你必須要選用「高蛋白質、低脂肪、低醣類」的食材及食譜。那麼，日常生活我們在吃的東西，是不是已經符合「高蛋白質、低脂肪、低醣類」的需求了呢？接下來我們會在第2章「TW式美體瘦身法採用的食材及烹調」中加以介紹（請參照第39頁）。接下來，讓我們先把身體和營養素的關係作一個簡單的說明。

蛋白質

蛋白質、脂質、醣類這三大營養素，就是我們人類身體中熱量的來源。

其中最重要的蛋白質（protein）的字源來自於希臘文，是「首要之物」、「最重要的東西」的意思。而蛋白質就像其在希臘文中的定義一樣，擔綱我們生命運作的主要任務。當我們攝取了蛋白質之後，它會被氨基酸所分解，然後被我們的身體所吸收。接著，它會再次地轉化為蛋白質，成為人體的骨骼、內臟的肌肉、毛髮及指甲等構成人體各部分的主要成分，或是促進新陳代謝的運作。我們的身體每天都在進行新陳代謝，所以蛋白質的攝取也就一天都不能少。還有一個重點是，蛋白質與其他的營養素不同，人體內不會自行產出，所以必須透過飲食才能攝取到。反之，身體內肌肉等蛋白質在分解之後，就能轉化成所需的醣類。

醣類

日常生活中，最主要產生熱量來源的營養素就是醣類。一般我們視之為主食的米飯、麵包等，都是富含「碳水化合物」的食品，其中又分為醣類及膳食纖維兩類。膳食纖維是無法被消化或吸收的，只會被排出體外。而醣類則會在消化、吸收之後，儲存進身體的主要儲藏庫中，當作

TOTAL Workout diet
The recommended method

日常消耗的能量，應用在消化、吸收、生命運作、工作、遊玩等各種情況下。

脂質

肉類的脂肪、魚皮及含有奶油的乳製品中所含有的脂質，都會變成我們平常用不到的熱量，儲存到我們身體中的備用儲藏庫裡，也就變成了一般人所知道的「體脂肪」。那麼，備用儲藏庫裡的這些脂肪是要做什麼用的呢？例如說：「今天可能遇到了些災難，處在都沒有食物吃的危機狀態。」這些脂肪正是為了預防類似的緊急狀況而存在的。但是，現代人的生活通常不太會遇到斷糧的窘境，而持續的攝食的脂肪，就會變成體脂肪，不停地在身體中累積下去。

三大營養素與熱量

請看左邊的兩張圖。圖A是你到目前為止的生活飲食狀況、圖B則是實踐TW瘦身法後、生活飲食狀況會有的變化。

圖A

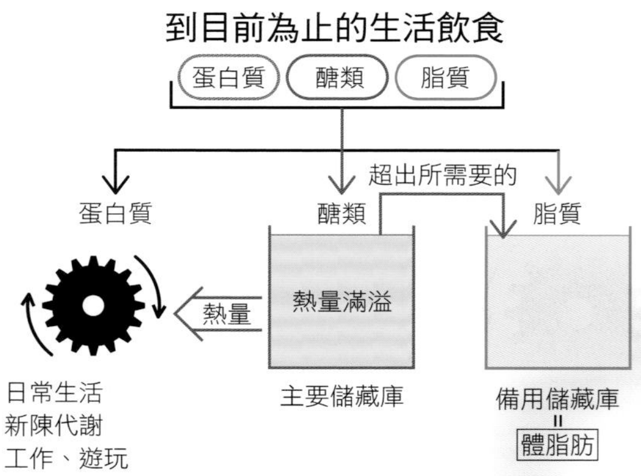

在圖A裡，醣類跟脂肪在被攝取之後，會進入各自的儲藏庫裡。當醣類進入的主要儲藏庫滿溢之後，多餘的醣份即轉移到備用儲藏庫裡，轉化為體脂肪蓄存。我們假設一下，如果已經吃得很飽了，在最後又吃了茶泡飯，本來你可能會以為，這碗飯將會變成你的熱量。但是很抱歉，當它在轉化成熱量之前，就已經先變成體脂肪了。

另一方面，如果你實踐了TW式瘦身法，只攝取「高蛋白質、低脂肪、低醣類」的食材及料理，那麼請看圖B，因為在控制之下，流入主要儲藏庫的醣類量少，轉化後的熱量很快就會消耗完畢。接著你的身體會認為有必要啟用「緊急機制」，提取備用儲藏庫裡的脂質來取代熱量。不過，由於實踐TW瘦身法之後，脂質的攝食也有所抑制，存放在備用儲藏庫裡的量也少，自然地原本已囤積在體內的體脂肪，就被當作熱量、被身體提用出來消耗。在沒有體脂肪扯後腿後，緊接著，你就會感受到，在充足攝取蛋白質後，身體變得健康不易疲勞，新陳代謝也變得更好，整個人變得更充滿精神及活力。這就是身體將脂質轉化成熱量的系統機制，在這種機制之下，便能有效地燃燒體脂肪，達到瘦身的效果。

圖B

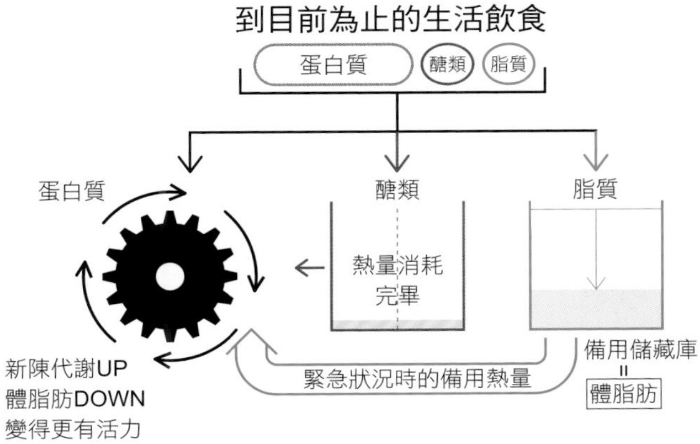

TOTAL Workout diet
The recommended method

Rule.2

1天的飲食量不變，但將每天的飲食分成5次進食。不要讓肚子產生空腹，也不要一次吃得太飽

在說明Rule.2之前，我想先從飲食及血糖值之間的關係開始談起。所謂的「血糖值」，指的是表示血液中葡萄糖濃度的數值，一般來說，每1 dl相當於80~110 mg。每當用餐完畢，被身體消化、吸收的醣類會出現在血液裡，血液中的葡萄糖濃度也就會跟著昇高。當醣類被細胞攝取後，即轉化為熱量使用，所以大約在2~3個小時間，血糖值就會下降。而這個血糖值，就像前述的狀態，伴隨著我們進食，不停地在身體裡重覆上演著高低起伏的戲碼。

那麼，如果我們在一餐裡吃得太脹時，血糖值會發生什麼樣的變化呢？請看圖C，血糖值會急遽地上昇，無法轉化成熱量消耗的醣類，就有可能會轉而變為體脂肪的部分。反之，如果持續保持空腹，那麼血糖質就會不停下降，因為身體發現了血糖不足的問題，就會趕緊從肌肉等地方分解蛋白質來製造糖分，以彌補體內醣

圖C　飲食及血糖值之間的變化關係

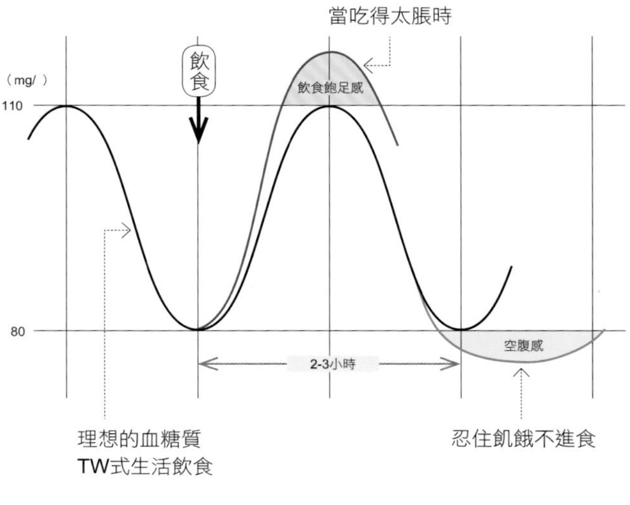

類的不足。

所以，馬上來說明TW式瘦身法所研發出最有效的生活飲食法：一天有24小時，其中8小時為睡眠時間。將血糖值高低最穩定變化的3小時設為一個基準點，一天的飲食次數改變為5次以上。也就是說，一天的飲食量不改變，然後分成5次進食，每1次的飲食都吃6至8分飽就好。餐與餐間不要隔太久，當感到肚子餓時就吃是很重要的。再者，由於TW式美體瘦身法提供的瘦身菜單都是「高蛋白質、低脂肪、低醣類」的食品，用餐完畢後血糖的提昇也能相對趨於穩定。

開始實踐TW式生活飲食幾天後，很久不曾感覺到的飽足感和空腹感又重新回來了。不改變飲食量，但是一天改成吃5次以上的話，胃也會跟著變小，「飽足感」也會更快地產生。從美體瘦身的角度來看，飲食生活就已經得到改善。所以別再因為怕浪費，而堅持把剩菜剩飯給勉強吃掉，這樣對瘦身來說是一大阻礙。

美 Column

經期一結束後，馬上實踐瘦身計畫最有效

相信每一位具有「美意識」的女性，一定都曾挑戰過瘦身減肥的計劃，而且，飽受挫折摧殘的人也不在少數吧！因為女性比男性更容易受荷爾蒙的影響，所以在實踐瘦身計劃的開始階段，就變得相當重要。那麼，什麼時間點開始執行是最好的呢？答案是經期結束之後馬上開始。如果在經期內開始實行瘦身計畫，不見得能得到自己想要的效果。所以要先確立一個「經期後馬上實踐，到下次經期開始之前，就能看得到效果」的正確觀念，在這個前提下進行，才能得到卓越的成效。

TOTAL Workout diet
The recommended method

Rule.3

在日常生活中，刻意活動較大的肌肉群

到現在為止，我們談了許多飲食方面的重點。最後，我們來談談肌肉的應用。在日常生活中，每個細小的環節，我們都會應用到肌肉。只需肌肉有所擺動，就能產生熱量。而在人體中，較大的肌肉比起一般的肌肉蘊藏了更多的熱量。換句話說，如果我們活動較大的肌肉，那麼就能消耗更多的卡里路。如同我在第13頁的說明一樣，人的熱量來源，主要來自醣類。那麼，當醣類消耗完畢後，身體就會自動去拉脂肪來當作熱量使用。當你已經開始實踐TW式美體瘦身法，並選用「高蛋白質、低脂肪、低醣質」的食材及食譜作為生活飲食中的營養來源後，身體就會常常保持著低醣類的狀態，所以脂肪自然就會變成身體尋找熱量的來源，進而燃燒堆積在你體內，造成困擾的過多體脂肪了。

所以，在日常生活中，要保有擺動較大肌肉的概念，這樣自然能夠有效地燃燒體脂肪了。好，接著我要來告訴你，我們身體中有哪些肌肉屬於較大的部分。請看圖D，圖中的人體圖上，有顏色並加上說明的股四頭肌、背闊肌、胸大肌、臀大肌

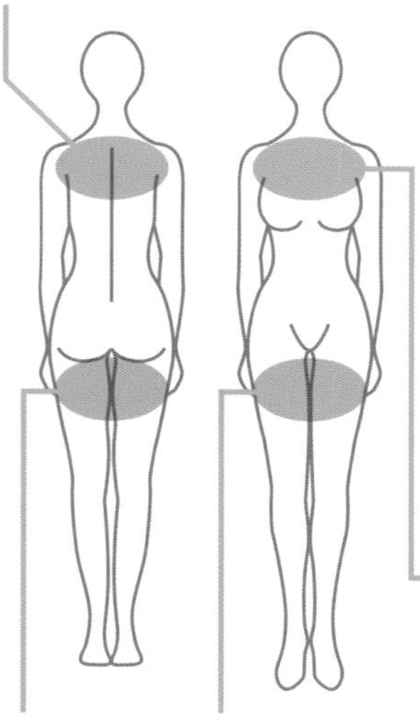

背闊肌：隨時記得，當手臂下垂提著東西的時候，請抬頭挺胸，讓肩膀下垂，兩側的肩胛骨盡量靠近，不要鬆懈。常常保持這樣的正確姿勢。

胸大肌：記得在搬東西及推門的時候要去動用到這裡的肌肉。這塊肌肉可是豐胸的重要關鍵。

臀大肌下方及股四頭肌：記得在蹲下去要搬起東西時，別忘了活動臀部下方及大腿與下腹的交接處。在走路時、爬樓梯時，別忘了將腳踝向前移動，動用到你臀部下方、及與大腿連接處的肌肉。

下方的四個部分，就屬於較大的肌肉。而在日常生活中，若有在「走路」、「跑步」、「搬東西」、「移動物品」、「向樓梯上跑」等動作時，有動用這些肌肉的概念並加以實作，那麼產生出來的瘦身減肥效果也會大大地不同。

TW式瘦身法所預期的美體，是肌肉跟脂肪能玲瓏有緻達到均衡的美麗身體。考量到對於每位女性的「美的定義」，TW式瘦身法認為「美」是動態的，換句話說，比起坐著時看起來漂亮，站起來走動時很漂亮的人，才是真正的「美」。我以身為日本環球小姐官方體能教練的經驗告訴你，行動中的女性更能夠吸引到大眾的目光。在我認為，昔日賢淑又恬雅的大和撫子式美女，已經不再受到一面倒的青睞，這個時代要有美肌、身材纖細、具知性美，更要有得宜的時尚穿搭，像這種展現出自我獨立風格的女性，才會是同性們爭相支持的王道。

所以，為了展現出令人嚮往的風格，體脂肪率（圖E）必須低於標準值，而且擁有明顯的身體曲線，給人俐落的感覺。我個人認為，體脂肪率一般要降到20％以下，原則上以降到近17~18為原則。但要注意，女性的體脂肪率一旦掉到15％以下，身體的曲線就會蕩然無存，反而變得沒有女人味。這一點千萬要小心，會讓女生變得很醜喔！

圖E　體脂肪率的計算公式

$$\frac{\text{體脂肪量（kg）}}{\text{體重 (kg)}} \times 100 = \text{體脂肪率（\%）}$$

↑體重的35~40%是肌肉

體脂肪率的標準值（依健康傾向為基準所提供的參考數值）	
成年男子 15~19 %	成年女子 20~25 %

一般來說，體脂肪率要測得精準是有困難的。近年來，一般都用一次能測出體重與體脂肪值的一體型體重器，以電阻測定檢測出體脂肪值，雖然可以知道個大概，但這些終究都是參考值。在瘦身時，雖然不會跑出自己希望看到的數字，但若就此放棄那就真的前功盡棄了。不要輕易被體脂肪率的數字磨掉了耐心，可以的話，請你每天同一個時刻、在同樣的條件下測量體重，並測量各個應瘦部位的大小吧！

TOTAL Workout diet
The recommended method

ＴＷ式美體瘦身法，最強調的還是在飲食的控制上。當然在這個瘦身計劃中，還是有排入健身房裡以無氧運動為主的重量訓練及短跑部分。但這些運動的部分，就算說它們只是輔助促進飲食瘦身的這一環能達到更好的結果，其實也不為過。

那麼，為什麼ＴＷ式美體瘦身法要加入重量訓練及短跑這兩項運動呢？因為這兩項運動屬於無氧運動，與競走、跑步、游泳、跳舞等有氧運動比較起來，更能夠有效地燃燒體脂肪。

無氧運動及有氧運動，各有其特色。一般想著『我想要瞬間得到纖瘦美體，但又不想要復胖！』的人，只要在ＴＷ瘦身飲食法控制時，同步採取了重量訓練這類無氧運動的話，就能更快的耗盡體內的醣類，在日常生活中不管做什麼事，身體都會直接去分解脂肪作為熱量來源。接著，就會更有效率的燃燒掉身體內的體脂肪。

TW式美體瘦身法中　運動的必要性

無氧運動的特徵

・可以直接將負荷加載在較大的肌肉上，使其消耗更多的熱量。一次的運動時間較短。

・主要的熱量來源是醣類。一次的運動會耗盡體內的醣類，進一步燃燒脂肪，並使運動之後所補充的脂肪，流入主要的儲藏庫裡。

・高強度。此外，只要改變負荷，強度就能輕易地提高。

・在日常生活中，幾乎都沒有無氧運動，所以做起來對身體的衝擊會比較大。

・無氧運動會先破壞掉肌肉，然後再使其重生。在肌肉修復的過程中，也會消耗熱量。

・因為在持續了20分鐘以上的「呼吸紊亂」的運動狀態之後，脂肪才會開始慢慢地燃燒。所以每一次的運動都需要長時間的進行，需要極長的一段日子才能看出減肥效果。

・進行難度不高，持續容易。但是如果要提高難度效率，則需要更高的運動技巧。

・對身體不會有太多的衝擊，所以適應不是難事，但是相同的運動量做下來，要達到效果的突破並不容易。

以運動輔助能促進改善飲食生活的減肥效率，所以能做就盡量做

美 Column

請特別注意，近來健康業界所提倡的骨盆趨勢

在日本，這幾年利用鍛鍊「骨盆」來達到瘦身已經演變為一股潮流。會產生這樣的趨勢是因為日本女性多半很在意下半身肥胖的問題。但事實上，其實幾乎沒有人的骨盆是不好的。下半身肥胖的主原，往往是由於支撐骨盆的肌肉弱化，或是左右異位所造成的。所以鍛鍊骨盤四周的肌肉，才是下半身消瘦的最佳解決之道。由於體幹部位的肌肉如果錯誤使用，結果往往產生反效果，導致愈來愈胖，而且單單自己在那邊扭轉的自我運動，消瘦的效果也是有限。所以別再一個人在那裡瞎忙了，紮實的請求你的訓練師協助你進行真正有效果的減肥行動吧！

TW式美體瘦身法　針對各種狀況的減重建議

想要在出席婚禮等重要場合時能好看點

▶獻給就是想要立刻見效的你

請看第24頁

眼下壓力滿滿

▶獻給想要體型重新回到窈窕的你

請看第25頁

雖然別人說我的曲線很美

▶獻給希望身體能更加完美的你

請看第26頁

從身高的比例來看就是胖了點

▶獻給第一步就是想把體重先減下來的你

請看第27頁

覺得看起來的胖瘦感比實際體重來的重要

▶獻給就是想要玲瓏有緻的好身材的你

請看第28頁

3周美體瘦身法

「高蛋白質、零脂肪、低醣類的飲食」

選用在第2章「TW式美體瘦身法採用的食材及烹調」中，3Weeks Diet ○ 的食材及調理法吧！

為了達到有效率的
減肥瘦身效果，
千萬要堅持住
你想達到的目的到底，
不要輕易放棄

在你開始實行TW式美體瘦身法之前，請一定要再度清楚的掌握住自己的瘦身目的。本書依你現在的身體狀況、美體目標及必須瘦身的時限等做出區分，分為三個大方向加以說明。

①「高蛋白質、零脂肪、低醣類飲食」的【3周美體瘦身法】。

到底是有哪裡不對勁

◆獻給吃得少卻又瘦不下來的你

請看第29頁

我瘦身了，曾經擁有完美自信的曲線

◆獻給總是沒多久又再度復胖的你

請看第30頁

希望在身體健康的情況下瘦下來，並得到緊實的肌膚

◆獻給就是忙到根本沒時間實踐的你

請看第31頁

好想要合身地穿上精緻的小褲褲

◆獻給一直苦惱該怎麼樣把下半身的肥胖給解決掉的你

請看第32頁

日常減肥瘦身法

「高蛋白質、低脂肪、低醣類的飲食」

好想要讓懷孕時爆增的體重都消除掉

◆獻給希望能進行產後瘦身的你

請看第33頁

好想要瘦上半身

◆獻給想要瘦下來，但是罩杯又不會掉的你

請看第34頁

越減越重！！

◆獻給日常生活中就好像有便祕的感覺的你

請看第35頁

特別瘦身減肥法

以「高蛋白質、低脂肪、低醣類的飲食」為基礎，再加上為了達到效果所必要的食材

選用在第2章「TW式美體瘦身法採用的食材及烹調」中，採用 Daily Diet △ Daily Diet ○ 的食材吧！此外，書中介紹的料理，不管哪道都很不錯喔！

②「高蛋白質、低脂肪、低醣類飲食」的【日常減肥瘦身法】。

③以「高蛋白質、低脂肪、低醣類飲食」為基礎，再追加達到效果必需食材的【特別瘦身減肥法】。

不管你選了哪種美體瘦身模式，每天在飲食上都會有許多千變萬化的不同，所以絕對不會是輕鬆的事。但是，你一定能夠達成你想要到的目標。所以多提升瘦身食材的知識，就能有效率地達到理想的美體目標，依各種不同的場合作參考，堅持下去吧！

3周美體瘦身法

獻給就是想要立刻見效的你

如果你的情況是這樣的話

你是不是面臨了這樣的情況，最近要出席婚禮或是同學會了，總之即將面對在眾人前現身的場合，所以緊張的想要趕快改變自己的體型呢？如果你是在期限內需要改變體質的人，那就適合我們這種減肥效率較強，在短時間內能得到效果的TW式3周減肥瘦身法。因為會極端的改變你的均衡飲食，所以要注意，千萬不要持續超過3個星期以上喔！

除了零脂肪、高蛋白質、低醣質的飲食之外，一周也必須要運動3次

飲食及運動

首要地當然是要實踐「高蛋白質、零脂肪、低醣質的飲食」。這段期間需要避免根莖類蔬菜，任何有脂肪類的肉、魚也都不能沾。由於飲食中最重要的是從蛋白質的部分重點攝取，所以注意不要過度攝取蔬菜及海藻類。當然囉！除了不要吃得肚滿腸肥之外，也不要讓肚子空空的擺在那裡挨餓。運動方面則請進行重量訓練或不使用啞鈴等以自身體重鍛鍊肌肉的運動，而且每週最少要進行三次。在運動鍛練方面，一定要做足次數才行喔！

Advice

切記，由於這是個過度的飲食不均衡的瘦身法，所以原則上千萬不要持續實踐超過三個星期。如果你發現已經開始產生效果，心裡也認同『嗯！已經可以了』，那麼當機立斷馬上中止這項瘦身行為。不過，為了讓身體達到這個減肥目標，避免復胖發生，所以還是建議適中地持續三個星期為宜。

獻給想要體型重新回到窈窕的你

如果你的情況是這樣的話

在生活裡充滿各種壓力，在飲食及生活型態上都沒有任何拘束節制。這樣的話，不僅是體型的重塑，連生活型態重新翻新也是一大要點。為了預防在減肥之後不會因為反效果而回復到原樣，在身體及心靈層面的管控都要相當地注意。

需徹底實踐零脂肪、高蛋白質、低醣質的飲食控制。運動則在可以承受的範圍內進行

飲食及運動

首要地當然是要實踐「高蛋白質、零脂肪、低醣質的飲食」。這段期間需要避免根莖類蔬菜，有點脂肪類的肉、魚也都不能沾。由於飲食中最重要的是從蛋白質的部分重點攝取，所以注意不要過度攝取蔬菜及海藻類。當然囉！除了不要吃得肚滿腸肥之外，也不要讓肚子空空的擺在那裡挨餓。在運動方面，雖然運動量大的運動關係著減肥瘦身的效果，但由於生活飲食也在改變，所以要注意請採用不會讓自己造成壓力的運動為宜。

Advice

想要重新雕塑體態的人，生活上多不太注意保健，減重過程往往都會覺得「唉呀！真糟糕，該停了嗎？」常卡在持續好像也沒效果、停掉又很可惜的難關上吧！對於這樣的人，剛開始的3天內是否能感受到效果，對她們來說是相當地重要的，因為如果效果不彰，可能就會馬上放棄了。因為「感到有效」就能產生持續下去的欲望，所以把飲食內容逐一細微記在memo紙上吧！如此一來，萬一日後又恢復到了自己不想要的體型，並想要捲土重來再瘦一次時，就可以依據當初所記下的memo，看要瘦回到什麼樣的程度、就知道應該要攝食多少份量及攝食些什麼了。

獻給希望身體能更加完美的你

如果你的情況是這樣的話

相信現在的你身型還算不錯。不過你還是沒辦法自我滿足，想要更上一層樓地掌握更迷人的身體曲線。也相信已經不少人都有在進行飲食及運動的控制了，所以我要告訴你的是，你要改變控制的強度，好讓變化更加完美。

需實踐零脂肪、高蛋白質、低醣質的飲食控制。運動的重點則在上臂及腰圍周邊的鍛鍊

飲食及運動

首要地當然是要實踐「高蛋白質、零脂肪、低醣質的飲食」。這段期間需要避免根莖類蔬菜，有點脂肪類的肉、魚也都不能沾。由於飲食中最重要的是從蛋白質的部分重點攝取，所以注意不要將蔬菜及海藻類過度攝食。當然囉！除了不要吃得肚滿腸肥之外，也不要讓肚子空空的擺在那裡挨餓。在運動方面，主要是針對在意的上臂、腹部肌肉及腰圍周邊進行重量訓練，才是達到目標的捷徑。因為你本身的體態條件就已經不算是差的了，所以不見得需要三個星期，只要出現了自己滿意的成效時，就可以停下來了。

Advice

相信會選擇這個方法的你，是一位愛美及對於自身體態標準較高的女孩。由於你沒有辦法滿足於現狀，所以就加入這個計劃，在短時間內拚出一個結果來吧！不但體態要得到更好的調整，窕窈的立姿、步步生蓮的走法、得宜的說話方式，都是在日常生活中提升自我的表現，建議也針對這些部分加以陶冶。

日常減肥瘦身法

獻給第一步就是想把體重先減下來的你

如果你的情況是這樣的話

即使是身高的比例還行，你應該很在意自己的過重的體重吧！成人女性如果沒有進行特別的運動，肌肉量不會特別地增加，所以如果你的BMI值在25以上的話，那麼先以降低體重為第一個目的進行吧！但是，一個星期降個0.5公斤就好，不要太過急遽，以免發生問題。

BMI（身體質量指數）是了解肥胖程度的一種指數

BMI = 體重（Kg）÷身高^2（m）

BMI值不足18.5時稱之為「瘦」，如果在大於18.5不超過25時，稱為「標準」，如果是大於25又不超過30時，稱之為「肥胖」，如果是超過30以上時，則稱為「過度肥胖」。

要避免吃有脂肪的食物，增加飲食的次數，每周做三次像步行、慢跑等適度的運動

飲食及運動

因為所攝食的卡路里及消耗的卡路里都上昇，而使得體重增加，所以實踐「高蛋白質、低脂肪、低醣類飲食」的同時，也要常常注意是否會攝食過量的卡路里。碳水化合物跟蛋白質1克就有4卡、脂肪則有9卡，所以要盡可能地避免脂肪的食物。分多次少量進食是一大重點。另外，不能喝任何低卡的飲料，只能選擇零卡。走路、較慢的健走、瑜伽等適度的運動，一天之內走個3回吧！

Advice

一般應該要有概念，若靠不吃而消瘦的方法，通常肌肉也會跟著消失，而且容易復胖。總之增加運動量是很重要的。在飲食方面「肚滿腸肥」是絕對不行的。反之「1日1食」也是造成肌肉消失的原因，並增加脂肪的吸收力。如果你因為想要減重，結果體重掉得比平均值還低的人，請看28頁的「獻給就是想要玲瓏有緻的好身材的你」那個章節吧！

日常減肥瘦身法

獻給就是想要玲瓏有緻的好身材的你

如果你的情況是這樣的話

說不在乎體重是騙人的，但是就是想要擁有玲瓏有緻的絕佳體態。從現在的狀況看起來，增加一些運動讓肌肉長多一點，並透過TW式美體塑身飲食法去掉脂肪，那麼原本的美體曲線就能風華再現。

碳水化合物與蛋白質的比率需達到1：1。
一周要在家中做5次不使用器材的運動訓練

飲食及運動

一邊實踐「高蛋白質、低脂肪、低醣質的飲食」，並請留意碳水化合物（芋頭類、根莖類蔬菜、穀類等）及蛋白質系的食品（肉類、魚類、蛋白等）的攝取，要達到1:1的比例才行。1天的飲食量不變，但1天分成5次以上進食。當然，不能吃到肚滿腸肥，也不能空腹擺著挨餓。在運動方面，1周要在家裡做5次不使用器材的身體運動（例如，深蹲、伏地挺身、仰臥起坐、仰臥抬臀等）。

Advice

想要身材玲瓏有緻，想要不減體重又能緊緻身體曲線，就必須具有一定程度的肌肉量。所以在進行適合自己體重的相關運動時，則必須特別注意你正在鍛練的是哪裡的肌肉。此外，如果你體重開始往下掉的話，就不太能感受到身體的緊實曲線了，所以體重一定要保持在一定的程度裡才行。脂肪的消散，往往是從手、腳開始感受到的。一般人最在意的小腹周邊及臀部的話，也是稍微過一段時間後，會開始產生變化。一旦開始變化後，你就能開始感受到顯著的成效。所以不要輕言放棄，堅持到底吧！

日常減肥瘦身法

獻給吃得少卻又瘦不下來的你

如果你的情況是這樣的話

一天的總卡路里攝取量明明就很少，卻又瘦不下來，你一定開始對於「靠飲食控制來瘦身」的這件事感到困擾吧！可以將吃下肚的食物改變成熱量的是肌肉。所以，首先增加肌肉的質量，並多次攝食能夠成為熱量源的食物（蛋白質及醣質類）吧！

早餐要吃得好，並保持行走等富有活動性的生活習慣

飲食及運動

1天內將三餐分為5次以上食用，千萬不要吃得十分飽，也不要產生空腹狀態。確實飲食、大量活動，是最理想的目標。此外，要避免卡路里高及脂肪多的食物。實踐「高蛋白質、低脂肪、低醣質的飲食」的同時，早餐一定要吃，常常要保持走動的習慣，最好走一個車站遠的距離。走路的時候，要特別注意動用到股四頭肌及臀下肌的下方等處肌肉，走動的時候腳跟確實向前也是一大要點。

Advice

不管是食量少卻瘦不下來，或是想要變瘦而刻意減少食量的人，身體都已經轉換為「節省能源」的模式。就算繼續保持這樣的狀態，也達不到瘦身效果，反而會讓身體變得越來越難瘦下來。重要的其實是慎選食材、確實進食、用力活動，打造能夠消耗熱量的身體。

日常減肥瘦身法

獻給總是沒多久又再度復胖的你

如果你的情況是這樣的話

你很頻繁的在進行瘦身，但總是沒多久又再度復胖嗎？在這種情況下，肌肉的質量減少正是你瘦身屢屢失敗的主要原因。一點一點地增加肌力，藉由TW式飲食瘦身法打造出苗條的曲線。對於比減肥前還要胖的你，可以常常進行這樣的方式保持苗條的。

一邊實踐「高蛋白質、低脂肪、低醣質的飲食」，並腳踏實地的進行瘦身。

飲食及運動

1天的飲食量不變，一天分作5次以上進行。肚子不要吃得太飽、也不可能放任空腹挨餓。在減肥結束之後，要特別注意總卡路里的攝取，連同瘦身時的飲食量也算進去，不可以增加米飯的量，而是依米飯增加的量再減少菜餚的量。並可一點一點地攝食自己喜歡的東西。雖然有些話的意思說道：「今天的失敗，明天再討回來」，但是仍要注意控制，不要恢復到讓減肥失敗的吃法，讓努力又一再白費。如果真的不小心嘴饞吃太多，隔天就試試看一整天「只吃蛋白質」吧！

Advice

你會一直復胖，是因為肌肉的減少而造成的。此外，由於一直控制自己在限定的期間裡，進行為難自己的瘦身，同時也會累積很多的心理壓力，所以在瘦身結束後，你一定會放縱自己大吃一場。當然並不是要你很斷然的停止減肥！而是要採用效能更好，讓復胖速度更慢的方法進行。還有，還是有一、兩回復胖的人，可能不適用於短期間的美體瘦身方法，還是以幾個月為單位，紮實地開始進行減肥！

日常減肥瘦身法

獻給就是忙到根本沒時間實踐的你

如果你的情況是這樣的話

你總是想瘦、想要身體緊實、達到健康的體質。雖然如此，但你的生活真的是相當地緊湊，可以說是每天都一刻不得閒，這一類很難分別騰出時間著重飲食和運動的人，只要確實執行日常生活中的基礎動作，再搭配TW式飲食法，也能產生驚人的瘦身效果。

在生活中進行注意到肌肉的擺動。並死守住碳水化合物（2）：蛋白質（1）的飲食比率

飲食及運動

在日常生活的動作中運用到運動的要素。譬如說，上下樓時不要搭乘電扶梯，選擇走樓梯達到運動的效果。走路、打掃房子的時候，兼顧到腹肌的運用、臀部的下方用勁使力，可以讓肌肉感覺變得有力。飲食方面，實踐「高蛋白質、低脂肪、低醣類的飲食」，注意多攝食蛋白質，避免空腹挨餓。即使忙到沒時間在飲食上多下點功夫，也要記得保持攝取的碳水化合物（芋頭類、根莖類蔬菜、穀類等）跟蛋白質食物（肉類、魚類、蛋白等）達到2比1的攝食量，當然更重要的是，千萬不要攝取增加脂肪的食物。

Advice

因為你太過忙碌，自然而然地你會把自身的健康挪到第二順位而產生疏忽。但是，身體終究是需要放鬆的，所以就算是硬擠還是請你擠出時間來，做個簡單的保健計畫吧！做些對身體好的事、吃些對身體有益的東西，也適當地調適心情，強化自我管理的能力吧！

日常減肥瘦身法

獻給一直苦惱該怎麼樣把下半身的肥胖給解決掉的你

如果你的情況是這樣的話

減肥過程中，上半身有確實瘦下來，但是下半身的肥胖卻一直消除不了，你是不是一直為了這事而不斷苦惱呢？對日本女性來說，只要在日常生活中只要好好改變身體的活動方式、生活飲食方式，這些困擾慢慢地就能消失怠盡。

請注意你身體的活動方式，碳水化合物及蛋白質的攝食量保持在１：１的狀態下

飲食及運動

會造成上、下半身胖瘦不均的原因，是因為體幹的活動方式不正確。你必須好好調整臀大肌下側、下腹部及大腿內側的肌肉。所以平時要特別注意採取正確的身體姿勢，不要駝背、坐的時候也不要蹺二郎腿。在飲食方面，實踐「高蛋白質、低脂肪、低醣類的飲食」，同時避免脂肪的攝取。碳水化合物的食品（芋頭類、根莖類蔬菜及穀類等）與蛋白質系的食品（肉類、魚類、蛋白等）需達到1比1的攝食量。注意若攝食太高鹽分的東西時，也會造成浮腫，不要吃得太過多囉。

Advice

事實上，體幹的「操作不當」就是下半身肥胖的最主要原因。若你屬於這種類型的人，就需要時常進行瘦身，並且減量飲食。另外，有些人發生的原因是因為她攝食了過量的碳水化合物。在動作上，「休息」時總是蹺二郎腿的人或站立時兩腳向外側突出的人，都是這種困擾的典型代表人物。平時進行體幹部分的鍛練，不但能夠塑造出美麗的身材曲線，也能慢慢改變為別人眼中風姿綽約的女性。

特別瘦身減肥法

獻給希望能進行產後瘦身的你

如果你的情況是這樣的話

你是不是很煩惱，在懷孕期間增加的體重，在生產之後雖然有稍微降了下來，但是卻回不到最初懷孕前窈窕呢？接下來我會提出在哺乳期間，不必太過大費周章，也能健康地瘦下來的建言。在產後，均衡飲食是瘦身的重要基礎。請參考TW式飲食生活的食材選取，從容地在飲食上做改善吧！

請保持均衡飲食，並補充營養補給品，並進行一些讓體幹回復到從前的運動

飲食及運動

均衡飲食是相當地重要的，但為了均衡飲食，往往也因此過度攝取脂肪及醣質，所以在飲食上還是要特別注意。飲食之外，仍缺乏的營養可以透過營養補給品來增加，但是食用前請記得先跟營養方面的專家進行確認。此外，因為開始哺乳，往往體重會因此減輕，但要注意不要減的太過多了。以一次不要吃得太多，少量多餐的方式進行。在運動方面，則必須做能動用到深層肌肉的運動，並使用健身球，讓體幹能逐漸回到從前。

Advice

避免只偏在某一方面的瘦身運動，讓鬆弛掉的體幹回到從前是這裡的一大要點。很多的媽媽因為要照顧孩子，常常有睡眠不足的情況，在這種情況下如果進行運動，恐怕容易產生缺氧的狀況，所以要請多小心。平常不要急躁，不要想一步登天的瘦下來，而強迫自己做運動。瘦不下來，往往是因為飲食概念還定型在懷孕期間、認為要多幫胎兒補充營養而沒有改變飲食。記住身體的活動法後，紮實攝取蛋白質，促進新陳代謝是很重要的。

特別瘦身減肥法

獻給想要瘦下來，但是罩杯又不會掉的你

如果你的情況是這樣的話

減肥瘦身的執行，總是上半身上開始消瘦，不知不覺中連罩杯都變小了。你是不是很想要瘦，但又具有迷人的上圍呢？

請增加攝食低脂肪或零脂肪的優酪乳，每天都要實行減肥，保持身體的緊實

飲食及運動

必須採用「高蛋白質、低脂肪、低醣質的飲食方式」，並開始攝食具有乳糖成分的優酪乳及牛奶等乳製品。儘可能的選零脂肪的。你可以做將雙手在胸前合十施力推擠的肌肉訓練等，促進刺激胸部的肌肉，使其變為緊實，這樣一來，即使是胸型小的話，也能達到漂亮的曲線喔！記得每天都要做，千萬別倦怠了。

Advice

因為胸部是由脂肪構成的，所以比較有肌肉及女性荷爾蒙較低的女性會從胸部開始減縮脂肪。但是，胸部並不一定是「碩大就是美」。從每天的生活中姿勢對不對，也會影響胸型變化的好看與否，所以平常也不要忘了，要隨時以正確的姿勢活動。此外，脂肪是流質物，如果按壓贅肉處的皮下脂肪，則能讓脂肪變得較柔軟，並向胸部流動堆積。

特別瘦身減肥法

獻給日常生活中就好像有便祕的感覺的你

如果你的情況是這樣的話

你會在減少飲食，或改變飲食習慣後就突然便祕嗎？平常如果就常有便祕的感覺，請看這裡。通常有這樣的現象時，腹部的肌肉都會比較衰弱、攝取的水分不足也是便祕的原因之一。你可以以用力的緊壓下腹部，或是增加健走的次數等方式，從日常生活中改善這些問題。

請積極地增加海藻類及香菇的攝食，並強化腹部肌肉以改善體質

飲食及運動

有許多人本來腸道就比較虛弱，如果你是腹壓高的族群，強化腹部肌肉是一大要點。

先以仰臥的姿勢躺好，接著將手擺在腹部然後使勁往下壓，然後再以腹肌的力量向上頂，這樣來回作約30次左右最為合適。飲食方面則必須多攝食適合減重中的食材，其中更積極地攝取海藻類及香菇，並足量地補充水分。不過，因為在減肥中飲食的攝取量變得跟平時不一樣之故，所以才會造成排泄物減少的狀況。此時別擔心，這並不是便祕喔！

Advice

常常感到腹部脹脹的，而且約4天以上都有排便困擾，那麼就有可能發生便祕的現像。因為TW式美體瘦身法的實踐，也的確致使脂質的攝取變少及食物纖維短缺，所以很可能會間接造成便祕。如果瘦身過程中已經得到了一定程度的效果，那就稍微減少蛋白質的攝取，並積極補充相當程度的雜糧、芋類等高纖維的碳水化合物、蔬菜約1個星期，再來看看有什麼樣的變化。水分的大量補充當然是最重要的，但是肌肉力量的提昇對於便祕也有很大的效果。所以多做一些鍛鍊腹部肌肉的運動吧！

TW式美體瘦身法提醒你
女性最常陷入的瘦身陷阱

TW式美體瘦身法，請你將累積至今的瘦身經驗及健康知識全部重新洗牌

首先，請完全專注3個星期在本書提供的美體方法上

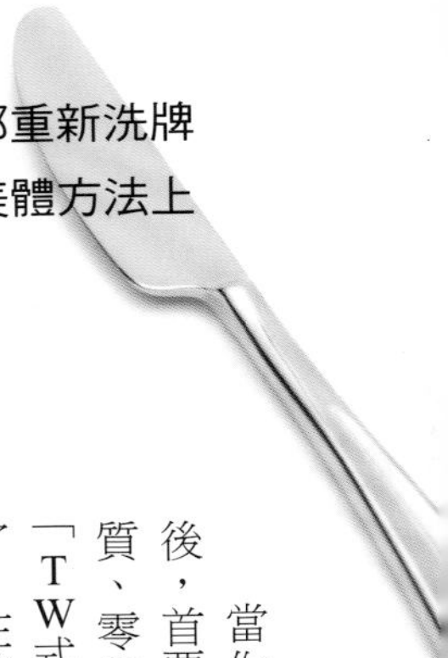

當你加入了本健身房的行列之後，首要之務就是請你實踐「高蛋白質、零脂肪、低醣質」飲食控制的「TW式3周美體瘦身法」。當然了，在飲食控制的同時，還要進行費勁的重量訓練，那是件很累人的事。但是因為健身房裡有專屬的個人體能教練陪同訓練，所以並不會像想像中的困難。不過，飲食方面就另當別論，因為不論在家吃還是吃外食，都需要在自己的判斷下做出選擇，所以想要完全貫徹我們說的飲食法，確實是段考驗。依照我自己以往所處理過許多案例的經驗來看，我發現，由於女性過往已經有累積了相當驚人的減肥及健康知識，所以半途自作聰明的人也不在少數。

我常常會跟我接洽的CASE說：「如果你不知道該選什麼食材或是買什麼樣的外食來吃比較好時，隨時可以打電話跟我諮詢。」。當然，大家也都踴躍來電。其中男性的CASE會很老實的說：「我現在人在餐廳裡，但我不知道該吃什麼才行！」，相對之下，女性的反應跟男性剛好相反。當她們來健身房時，我會跟她們小聊了一下，她們通常會說：「我已經吃了沙拉才過來的」、「蔬菜對身體是有益的」、「對美容最有效的當然是水果啦！」，這類的健康知識，通常已經根深蒂固地盤踞在女性的腦海裡。諸如「有吃了雞翅膀了，富含膠原蛋白嘛！」、「要補充女性荷爾蒙，黃豆當然是首選囉！」般地，每位女性的腦袋就像美容的百寶袋一樣，總能源源不絕地拉出許多驚人的相關知識。結果，原本我提供的「高蛋白質、低脂肪、低醣質」的飲食方法雖然有在持續，但就在每個CASE摻入個人知識風格的情況下順勢而行。到頭來，到底這樣好？還是那樣好？變得混淆不清，功虧一簣。

再重申一次，「TW式3周美體瘦身法」是必須貫徹「高蛋白質、零脂肪、低醣類」飲食的瘦身方法。為了讓你的體質能夠適應TW式3周美體瘦身法的改變，最少維持三個星期，所以請不要在開始後中途自行混合其他的瘦身概念，讓身體能夠完全適應這種新方式的導入並徹底實踐，才能發揮其功效。

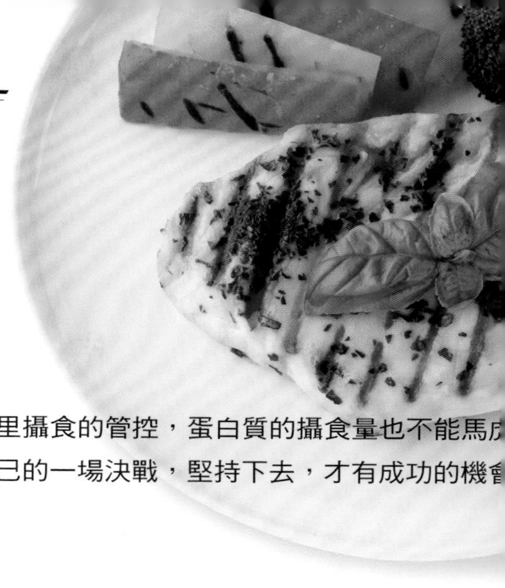

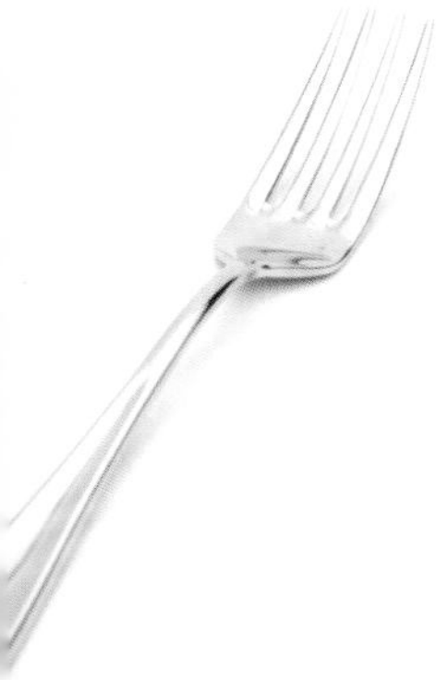

並不只要做好卡路里攝食的管控，蛋白質的攝食量也不能馬虎

美體瘦身是自己與自己的一場決戰，堅持下去，才有成功的機會

面對在短期內產生效果的「TW式3周美體瘦身法」，愛美意識強韌的女性，總是能比男性更有毅力堅持下去。但是，愛美意識往往也是兩面刃，它使得女性們在過往嘗試過各種大大小小的減肥方式，最後有如我前頁所述的，到頭來反倒累積了許多致使TW式3周美體瘦身法破局的多餘減肥知識。

一般來說，大家都知道的主要減肥知識為「要吃卡路里少的飲食」、「減少食量」。但從長遠的角度來看，這些知識都只在幫倒忙而已。低卡路里的減肥方式，要說會瘦、不如說不會胖，總之，當然會有一定的變化。特別是體重高達三位數的人和BMI值超標的人來說，在一定的低卡路里的飲食下會有明顯的成效，體重就整個掉了下來。但是別高興的太早，因為用這種方法所掉下來的體重，同時也在削減你的肌肉量（請參考19頁的說明）。肌肉量一旦減少，你對熱量也就會變成「省能源式」的體質，這對你並非好事。到時，為了身體健康鐵定會又再攝食一定量的卡路里，然後體重又回來了，復胖率變得很高，你就會在這樣的情況下來來回回的達不到一個滿意的效果。

其實，美體瘦身的一個重大的要點在於，請不要太急著在意目前的體重，而實踐「高蛋白質、零脂肪、低醣質」的3周飲食生活，讓蛋白質好好的補充你的肌肉量，從食材中避免過多脂肪入肚，讓體脂肪達到有效性的燃燒。TW式美體瘦身法中，我提出最重要的飲食講究部分，是著重於蛋白質的攝食，而不是在卡路里上斤斤計較。

而女性的肌肉本來就會比男性少，飲食後食物轉化成熱量的機率也是比男性還低，而且也不比男性常常會動用到肌肉活動，所以熱量的消耗也會比較少。對男性來說，飲食控制失敗後，吃下肚的東西最後也會變成熱量消耗掉。但是失敗的飲食換到女性身上時，往往就會堆積變成脂肪，造成了自己「不想要的不美麗」，所以如果有心開始，就別再找藉口逃避，認真的面對自己，確實實踐我所提供的方法，才是達到「美麗」的最佳捷徑。

巧妙在婚宴中，防堵美體瘦身計畫被破壞的簡單規則

「佳偶天成！百年好合！」天啊，今天真是喜慶的好日子，這麼花好月圓的良辰美景，身為客人也會想在婚宴中肆無忌憚的大吃一頓吧！在某一場婚宴之中，有這麼一位男性，他為了要上台致辭，就空腹喝了點酒壯膽，這時，請你來想像一下他肚子裡現在的狀態會是什麼樣子？

人類在血糖值下降時，肌肉就會被分解，轉化為熱量開始運作。相對的，血糖值上昇時，則變成了脂肪堆積。

也就是說，血糖值太高也是不合適的，但是這位男性因為緊急而產生壓力，再加上酒中所含有的醣質，至使他的血糖值就開始飆高。

致辭結束後，他回到了自己的座位上，開始一盤一盤地吃每道完封未動的料理。吃完後才意識到，「啊！這樣吃一整個壞了減肥的事！」。但是事後才想到就已經悔不當初了。好的！那麼，我現在要跟你說，怎麼樣在婚宴裡能夠吃得好，又不會讓瘦身堅持的成果付諸東流呢！就以我自己本身來說，我也是相當不擅長喝酒的類型呢！

首先，進入會場之後，看一看婚宴裡的菜單，了解一下今天的餐點裡，最富含蛋白質的是哪一道。一般來說都是最主要的那一道菜，所以在那道菜來之前，請記得只吃個七分飽為第一要點。接著，當主餐上菜之後，別客氣地將主菜吃得乾乾淨淨。如果主餐是魚肉料理，那麼就將麵包沾橄欖油後食用。如果主餐是肉類料理，那麼麵包直接吃就行了。如果湯品中有麵包丁的話，就挑起來不要吃。生菜沙拉的話，則不要吃最下層的萵苣。油炸食品無論如何，能避就要避。

為什麼呢？因為你等一下一定會吃到象徵著新人愛情見證的蛋糕。此外，常常菜單上沒有寫的義式甜點也會突然變成宴中佳餚奉上，通常在主人家的熱情招待下總是不好意思推辭，但是吃了又有傷瘦身計畫。所以就打包帶回吧！但是真的打包回去後可別開開心心的拿起來吃，記得你吃一口，進行中的計劃就可能會功虧一簣。所以不如分享給鄰居們，讓大家都開心一下吧！

第2章

TW式美體瘦身法 採用的食材及烹調

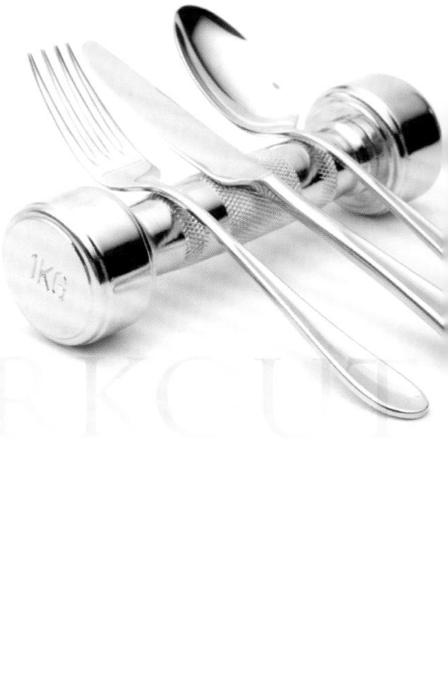

Meat

肉類

TW式美體瘦身法最需要的就是「低脂肪、高蛋白質比例的」動物性蛋白質。舉凡雞柳、雞胸肉、雞胗、豬腰內肉等都是蛋白質比率較高，每天的飲食中一定要積極攝取的食材。肉類是不含碳水化合物的食品，所以在選擇肉類時，只要注意到下面這兩個要點，就不用擔心了。

❶脂肪含量要少❷蛋日質含量要多

肉品所含脂肪多不多？用肉眼就看得出來了。選擇已將皮及脂肪去除，肉品上脂肪紋路較少的紅肉是最佳選擇。由於肌肉是蛋白質所構成的，所以凱賓山崎說：「跑得愈快的動物脂肪愈少」。因此對我個人而言，在選擇肉品時「雞肉是第一選擇、豬肉則是第二選擇、牛肉則是第三順位之後了」。

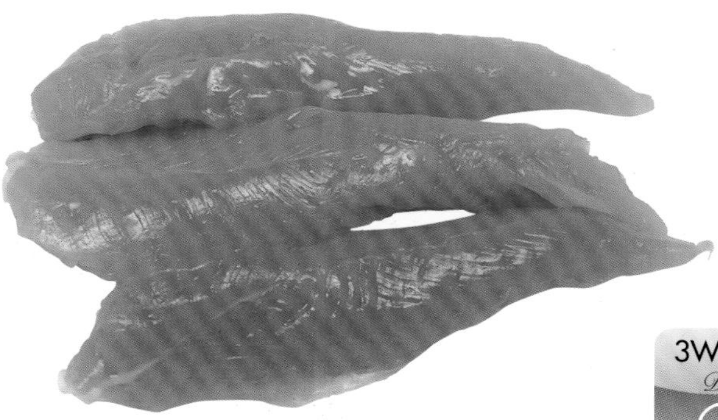

雞柳

3Weeks Diet ○
※去皮

Daily Diet ○
※去皮

幼雞・雞柳
（可食用部分約100g）

熱量	105kcal
蛋白質	23.0g
脂質	0.8g
碳水化合物	0.0g
適當取量	1塊約30~40g

雞柳是很容易變得乾巴巴的食材
但只要一點小技巧，就能讓它鬆軟易食

雞柳是具有高瘦身效率的食材，因為它不但具有高蛋白質，更重要的是脂質很低。它也是雞胸肉的一部分，在美國，是跟雞胸肉含在一起，整塊不分地在市面上出售。這麼高蛋白質又低脂肪的良質好肉，唯一的缺點就是吃起來時口感乾巴巴的，而且清淡無味。所以，通常我自己都會將它浸泡在健怡可樂裡約20分鐘後，再裹上小麥粉或是油炸粉，然後放到鍋子裡蓋上鍋蓋悶燒，這樣就能吃到健康及美味囉！

基本的調理方法

雞柳是TW式美體瘦身法中不可或缺的高白質食材。必須在不使用油的情況下，將肉質處理得鬆軟好吃。如果在無法蒸的情況下，也可以用汆燙的方式動手調理。要注意肉質不要讓它變得乾巴巴的難以入口。

汆燙雞柳

材料

雞柳250g（6-7塊）
鹽2.5g（＝雞柳重量的1%）
胡椒少許
水適量
A
洋蔥（薄切）70g
紅蘿蔔（薄切）20g
西洋芹（薄切）20g
鹽少許

[作法]
① 將雞柳去筋之後，和入鹽、胡椒調味。
② 在鍋內放入水及旁述標記在A下方的食材，然後煮沸。
③ 在❷的鍋裡放入❶，約煮20分鐘。請注意不要讓它保持在沸騰的狀態。這樣就可以起鍋了。

蒸雞柳

材料

雞柳250g（6-7塊）
鹽2.5g（＝雞柳重量的1%）
胡椒少許

[作法]
① 將雞柳去筋。
② 將❶和入鹽、胡椒調味後，放入密封袋裡保存，並將空氣擠出。
③ 將每個密封袋放入80℃的蒸器內，蒸40分鐘左右即可完成。

雞胸肉

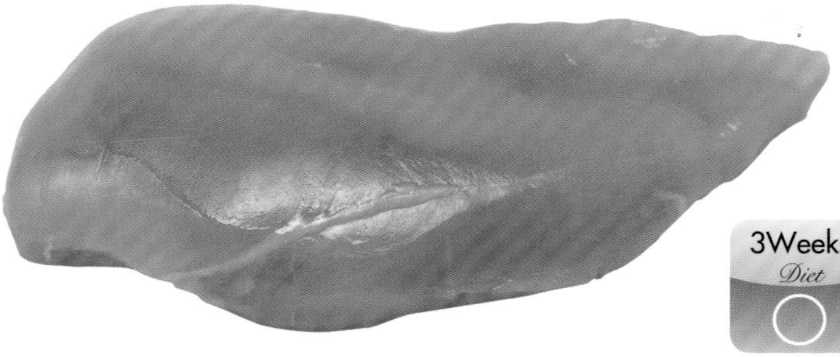

3Weeks Diet ○ ※去皮

Daily Diet ○ ※去皮

幼雞・生雞胸肉
（可食用部分約100g）

熱量	108kcal
蛋白質	22.3g
脂質	1.5g
碳水化合物	0.0g
適當取量	1塊約170g

即使帶著皮調理雞胸肉 也要恪遵「不吃皮」的美體瘦身原則

雞胸肉是比雞柳的脂肪更多的部位。當你持續實踐我說的TW式美體瘦身法後，你就會感受到雞柳及雞胸肉所含脂質的明顯差別了。在調理雞胸肉時，如果一開始就將皮去掉的話，肉質就會變硬緊縮，所以我建議連皮一起處理，等調理完成後，再把皮的部分去除。不用擔心連皮一起調理會不會讓脂肪滲入，因為就算有頂多也是極微小的量，反而因為有這一些的脂肪，能讓雞胸肉增添不同的食感風味。在雞胸肉料理裡若再加入香菜，那麼可以讓料理變得更加美味可口。如果當天是在外面吃的話，可以選雞胸肉的餐點，基本上把皮去掉食用就可以了。

基本的調理方法

挑選比較便宜並具有量感的雞胸肉作為食材。可以蒸雞胸肉，調理方法可以比照第41頁（蒸雞柳）」的方法處理。亦可在吃的前一天將雞胸肉用醬汁醃泡，完全入味後再嫩煎雞胸肉。

嫩煎雞胸肉

材料

去皮雞柳　1塊
鹽　少許
羅漢果甜味醬[※1]　少許

A　（醃泡醬汁的材料依其調味而有所不同）

[作法]

① 將雞胸肉灑上鹽、並淋上羅漢果甜味醬，擱置約2小時。
② 將❶的水分瀝除後，浸泡在旁述A的醬汁裡。
③ 醬汁浸泡一天後，將❷放入烤箱烤。

豆瓣醬口味

A
豆瓣醬　6g
日本酒　6cc
醬油　3cc
羅漢果甜味醬[※1]　6g

九塔層口味

A
碎狀乾九層塔　一小撮
黑胡椒　少許
鹽　2g
羅漢果甜味醬[※1]　1g

柚子胡椒

A
柚子胡椒　4g
日本酒　10cc
薄口醬油　4cc
羅漢果甜味醬[※1]　4g

※1 第141頁將會有關於羅漢果甜味醬的詳細介紹。

雞胗

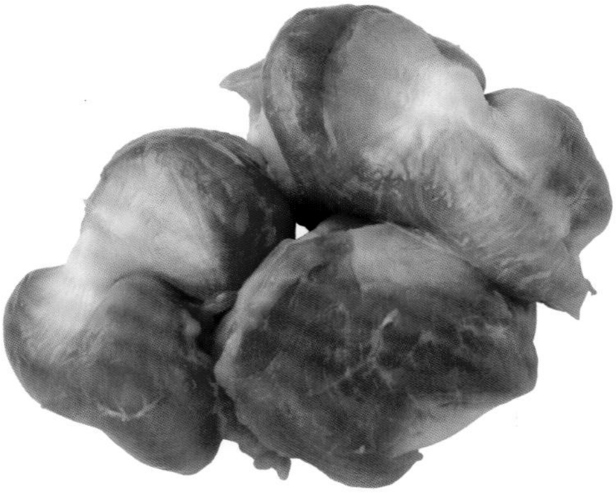

注意烤太過頭時雞胗容易變硬
這裡提供煮湯煮的美味調理法

雞胗是一種幾乎沒有脂肪、又富高蛋白質、低卡路里的食材，是雞的第二個胃。因為雞胗咬起來脆脆的，所以常常跟小黃瓜等醋涼拌食品一起調理。此外，當雞胗用烤的方式調理時，也常常跟玫瑰鹽及香草鹽等拌在一起，吃起來則口味清爽。

3Weeks Diet ○　Daily Diet ○

雞・生的雞胗（沙囊）（可食用部分約100g）	
熱量	94kcal
蛋白質	18.3g
脂質	1.8g
碳水化合物	0.0g
適當取量	1塊約400g

湯煮雞胗

材料

雞胗　300g
A
洋蔥（薄切）　100g
紅蘿蔔（薄切）　30g
西洋芹（薄切）　30g
鹽　少許

[作法]
① 雞胗的脂肪及筋等去除掉。
② 將前述A的食材放入鍋內稍煮一會兒，讓水煮沸。
③ 將❶放入❷的鍋子裡用小火煮20分鐘左右使其煮沸。

基本的調理方法

雞胗咬起來脆脆的，所以口感很好。調理時，只要剝開附在雞胗周遭的脂肪，再切開後將筋去除掉，那麼就能讓雞胗吃起來不會那麼硬。我很建議你將雞胗拌入蔬菜湯一起煮喔！

用雞肉作的21道料理

接下來繼續介紹使用雞柳、雞胸肉及雞胗可以做出的簡單料理。這些料理能讓你在接下來三周裡，盡享美味又吃不膩。以第41~43頁作為「烹調的基礎」，就可以做出以下這些吃得美味又吃得健康的菜餚。

3Weeks Diet ○　Daily Diet ○

和風醬雞柳

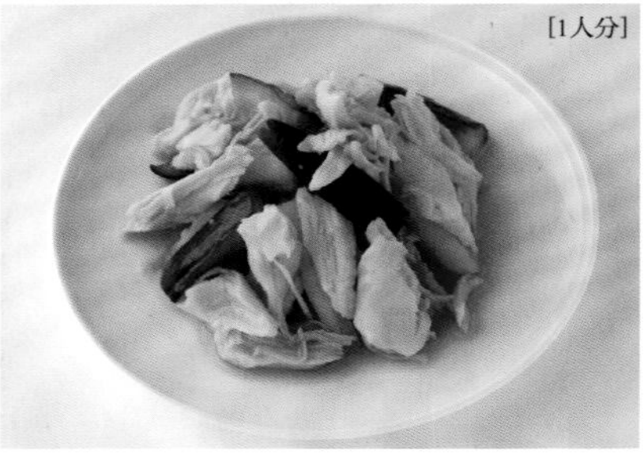

[1人分]

熱量 96kcal／蛋白質17.3g

脂質0.6g／醣質1.9g／食物纖維0.4g

材料

雞柳（蒸）※1　60g
小黃瓜　20g
西洋芹　15g
瘦身用蕎麥麵沾醬※2　30cc
醋　10cc
鹽 少許

[作法]

① 將雞柳切成條狀。
② 小黃瓜、西洋芹切成3公分左右長度，再用菜刀輕輕拍打。小黃瓜直切成4等分，西洋芹也切成差不多大小後，再灑上少許的鹽。
③ 將蕎麥麵沾醬及醋和在一起後，跟❶❷一起攪拌。

雞柳嫩煎香菇

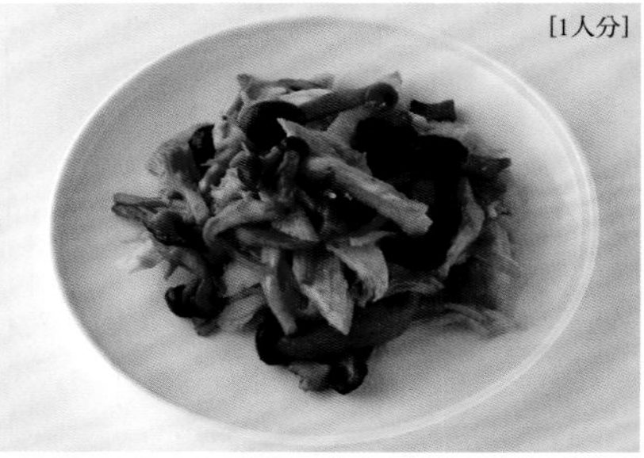

[1人分]

熱量 93kcal／蛋白質17.9g

脂質0.8g／醣質1.6g／食物纖維1.5g

材料

雞柳（蒸）※1　60g
A
鴻喜菇　20g
香菇　10g
金針菇　10g
TW式照燒醬※3　30g
義大利紅酒醋　5cc

[作法]

① 將雞柳切成條狀。
② 將前述A的食材擺入平底鍋裡，並倒入照燒醬及義大利香醋一起嫩煎。
③ 將❶❷一起攪拌。

雞柳拌菠菜

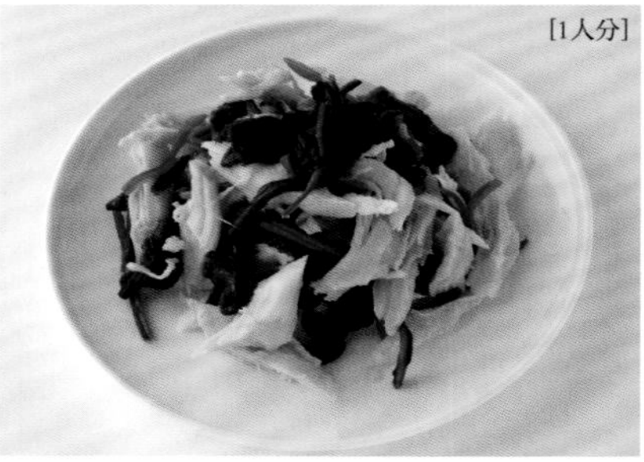

[1人分]

熱量 89kcal／蛋白質 17.6g

脂質 0.8g／醣質 0.5g／食物纖維 1.4g

材料

雞柳（蒸）※1　60g
菠菜（汆燙）　40g
瘦身用蕎麥麵沾醬※2　10cc
鹽　少許

[作法]

① 將雞柳切成條狀。
② 將菠菜撒上鹽，並淋上蕎麥麵沾醬。
③ 將❶❷一起攪拌。

※1 蒸雞柳的方法請見第41頁。
關於※2瘦身用蕎麥麵沾醬及※3 TW式照燒醬請見140頁的介紹。

雞柳涼拌醃白菜

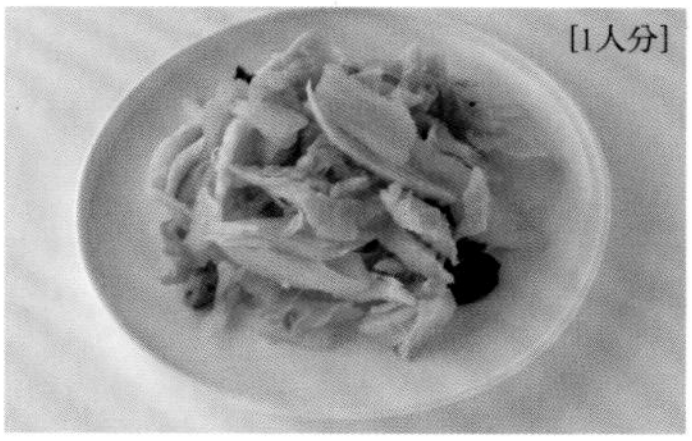

熱量 81kcal／蛋白質 16.7g
脂質 0.6g／醣質 0.8g／食物纖維 0.5g

材料
雞柳（蒸）[※1]　60g
白菜　40g
鹽　少許
羅漢果甜味醬　少許

[作法]
① 將雞柳切成條狀。
② 將白菜處理成能夠一口吞下的大小，再灑上鹽及羅漢果調味料壓揉。灑上的鹽的最佳比例是白菜總重量的3%、羅漢果甜味醬則是白菜總重量的1%。
③ 將❶❷一起攪拌。

韓式豆芽菜涼拌雞柳

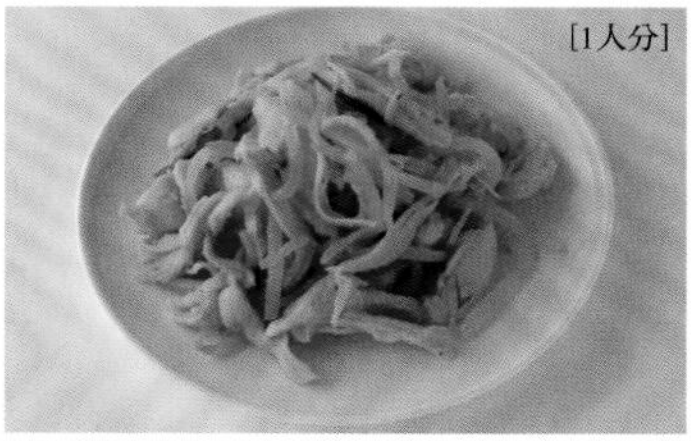

熱量 82kcal／蛋白質 17.3g
脂質 0.6g／醣質 0.6g／食物纖維 0.6g

材料
雞柳（蒸）[※1]　60g
豆芽菜（汆燙）　40g
鹽　少許
醬油　少許
辣椒粉　少許

[作法]
① 將雞柳切成條狀。
② 將豆芽菜用鹽、醬油及辣椒粉攪拌入味。
③ 將❶❷一起攪拌。

雞柳和風咖哩

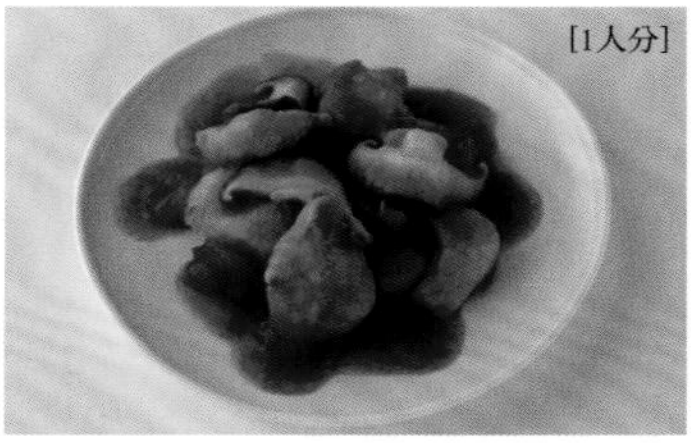

熱量 101kcal／蛋白質 19.4g
脂質 0.8g／醣質 1.9g／食物纖維 0.7g

材料
雞柳　80g
香菇　1個
A
瘦身用蕎麥麵沾醬[※2]　20cc
和風高湯　20cc
羅漢果甜味醬　少許
咖哩粉　少許
日式太白粉（與水融合）　少許

[作法]
① 將雞柳跟香菇分別切成適合入口的大小，並先將雞柳去筋。
② 將前述A放入鍋裡煮，一煮開後馬上將❶放入鍋內，以小火悶煮。
③ 倒入日式太白粉勾芡。

雞柳與蛋燉煮

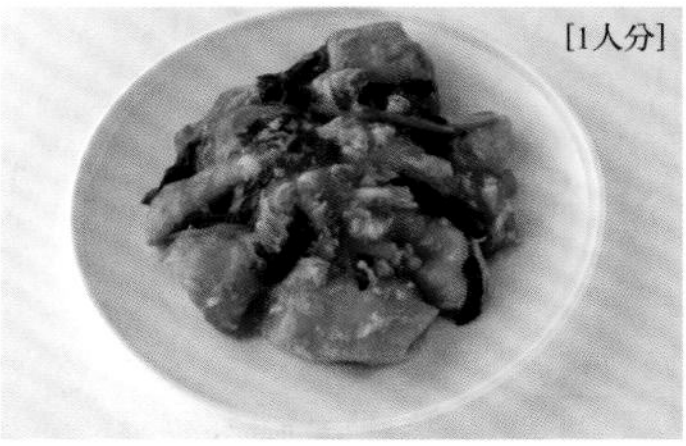

熱量 101kcal／蛋白質 19.8g
脂質 0.6g／醣質 1.7g／食物纖維 0.2g

材料
雞柳　70g
A
瘦身用蕎麥麵沾醬[※2]　20cc
和風高湯　20cc
羅漢果甜味醬　少許
蛋白　20cc
日式太白粉（與水融合）　少許
鴨兒芹　10g

[作法]
① 將雞柳切成適合入口的大小，並先將雞柳去筋。
② 將前述A放入鍋裡煮，一煮開後馬上將❶放入鍋內燉煮。
③ 倒入日式太白粉勾芡，然後再倒入蛋白。最後將切好的鴨兒芹撒入。

日式練梅風雞柳

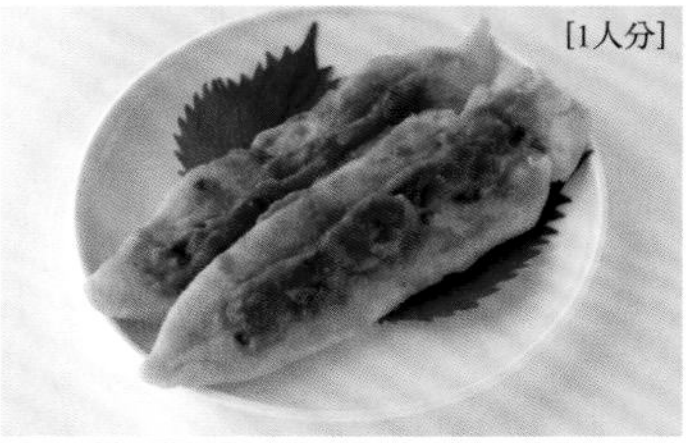

熱量 103kcal／蛋白質 18.6g
脂質 0.7g／醣質 3.4g／食物纖維 0.3g

材料
雞柳　2條（約80g左右）
紫蘇　1片
A
梅子的果肉　7g
日本酒　少許
羅漢果甜味醬　少許

[作法]
① 將雞柳用敲肉錘或是菜刀的刀背敲打，使肉變得較大片。
② 將紫蘇切碎，跟前述A攪拌在一起，然後塗在❶上。
③ 接著放入烤箱烤。

雞胸肉拌煮羊栖菜

[1人分]

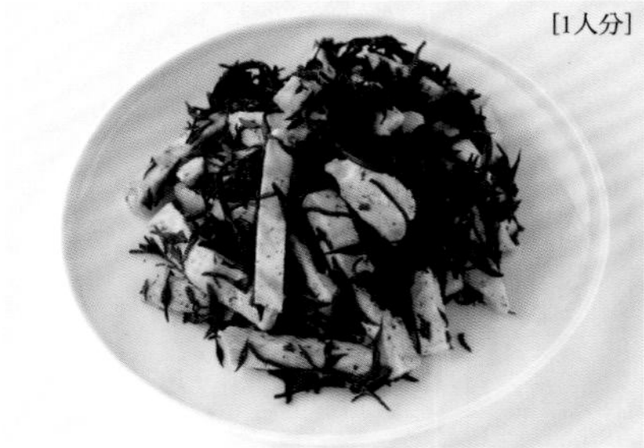

熱量95kcal／蛋白質17.1g

脂質1.2g／醣質1.5g／食物纖維2.6g

材料

去皮雞胸肉（蒸）※4　60g
羊栖菜※5　40g

[作法]

① 將雞胸肉切薄，切成能夠一口吃下的大小。
② 接著拌入煮過的羊栖菜即完成。

雞胸肉蘆筍捲

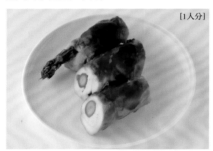

[1人分]

熱量109kcal／蛋白質17.3g

脂質1.1g／醣質2.6g／食物纖維0.4g

材料

去皮雞胸肉　70g
鹽　少許
胡椒　少許
蘆筍（汆燙）　1根
TW式瘦身照燒醬※3　30g

[作法]

① 將雞胸肉從中間平切並向兩側攤開，使肉塊寬幅變大，接著再用敲肉錘或菜刀的刀背敲打使其展開變薄。
② 用❶將蘆筍捲起，再淋上照燒醬烤。
③ 將肉捲切成三等分。

叉燒醬雞胸肉

[1人分]

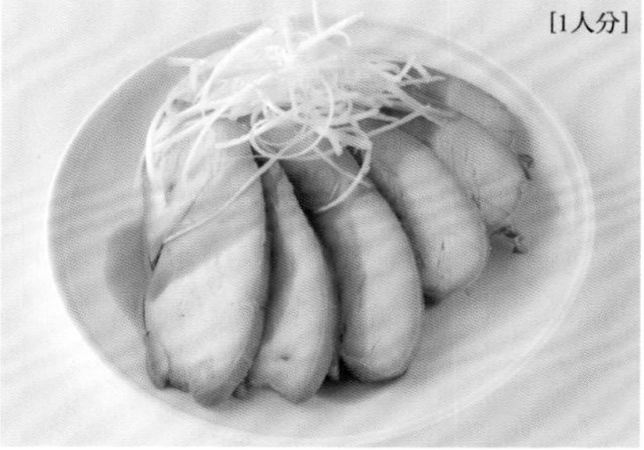

熱量192kcal／蛋白質31.9g

脂質2.0g／醣質5.4g／食物纖維0.4g

材料

去皮雞胸肉　130g
A
醬油　30cc
日本酒　20cc
水　100cc
羅漢果甜味醬　7g
辣椒（切成圓片）　10g
生薑（薄切）　10g
白蔥　20g

[作法]

① 先將雞胸肉去味。
② 在鍋子裡放入前述A的材料，煮開之後，再將❶放入一起燉。
③ 雞胸肉入味變軟後，從火源上移開，並浸泡湯汁讓它冷卻。
④ 將❸薄切，並將白蔥切成絲狀襯上。

橘子醋醬雞胸肉

[1人分]

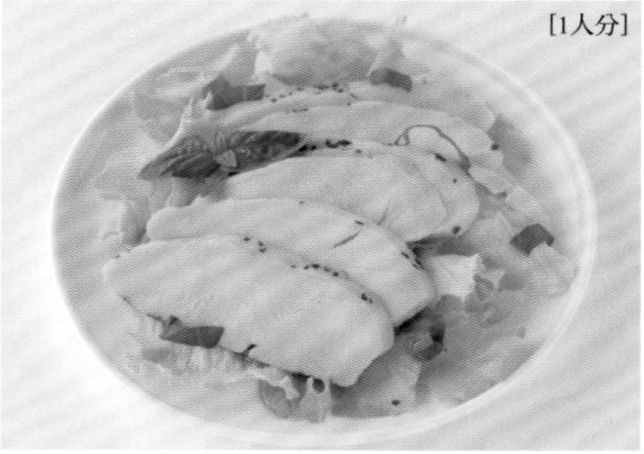

熱量106kcal／蛋白質19.0g

脂質1.2g／醣質2.4g／食物纖維0.4g

材料

雞胸肉（九層塔嫩煎風味）※2　70g
萵苣　40g
九層塔　少許
A（橘子醋醬的材料）
瘦身用蕎麥麵沾醬※2　100cc
醬油　50cc
橘子醋　50cc

[作法]

① 將雞胸肉以九層塔味嫩煎過。
② 將萵苣撕成大片，鋪在盤子上，再將薄切過的❶擺在萵苣上，最後襯上九層塔。
③ 將前述A調成的橘子醋醬淋上即可。

※4蒸雞柳的方法請見第41頁。
※5煮羊栖菜請看第59頁、※6嫩煎雞胸肉請看第42頁的介紹。

青江菜拌嫩煎雞胸肉

[1人分]

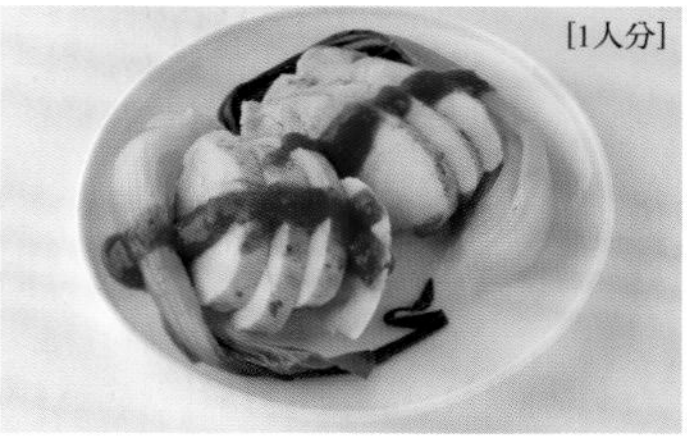

熱量110kcal／蛋白質19.2g
脂質1.5g／醣質2.6g／食物纖維0.9g

材料

雞胸肉（豆瓣醬口味的嫩煎雞胸肉）※6　70g
青江菜（汆燙）　1/2株
A
豆瓣醬　5g／水　少許
羅漢果甜味醬　少許
日式太白粉（與水融合）　少許

[作法]
① 先準備好豆瓣醬口味的嫩煎雞胸肉。
② 將青江菜分成二等分。
③ 將前述A倒入小鍋子煮，一煮開後立刻倒入日式太白粉勾芡。
④ 將❶薄切，再將❷擺飾襯上，然後將❸淋上即可。

柚子椒醬風味雞胸肉

[1人分]

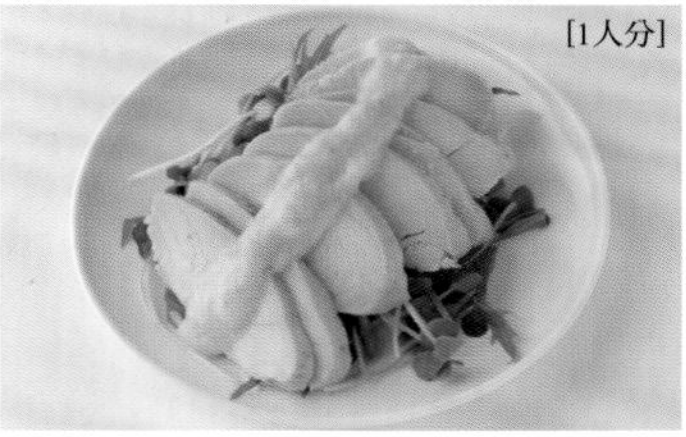

熱量114kcal／蛋白質20.7g
脂質1.3g／醣質2.2g／食物纖維0.8g

材料

雞胸肉（柚子椒醬調味的嫩煎雞胸肉）※6　70g
水菜（汆燙）　20g
柚子椒調味醬※7　30cc

[作法]
① 先準備好柚子椒調味醬風味的嫩煎雞胸肉。
② 將水菜切成適合入口的大小，再逐一在盤子上鋪底，接著將❶薄切後盛在水菜上方。
③ 淋上前述A混調好的柚子椒調味醬即可。

咖哩風味雞胸肉

[1人分]

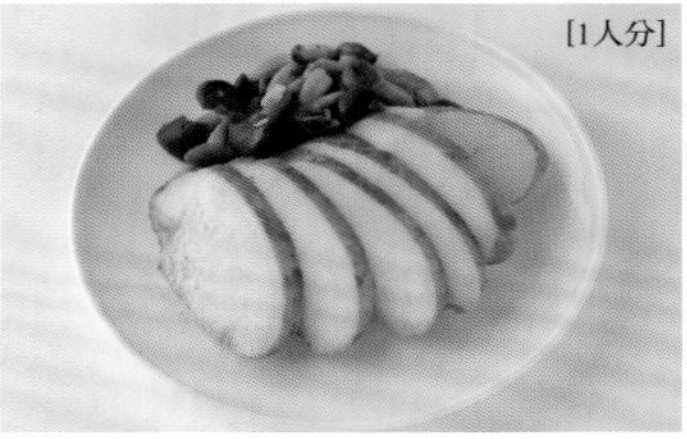

熱量132kcal／蛋白質23.7g
脂質1.8g／醣質1.6g／食物纖維1.5g

材料

去皮雞胸肉　100g
A
日本酒　10g／醬油　5cc
羅漢果甜味醬　10g
咖哩粉　少許
鴻喜菇　30g／鹽　少許

[作法]
① 將雞胸肉跟A混在一起醃泡約兩個小時以上。
② 先將鴻喜菇炒過，並輕灑鹽巴調味。
③ 將❶用鐵氟龍製的平底鍋以中火煎，再慢慢轉小火，再跟❷一起盛入盤子即可。

檸檬鹽醬拌雞胸肉

[1人分]

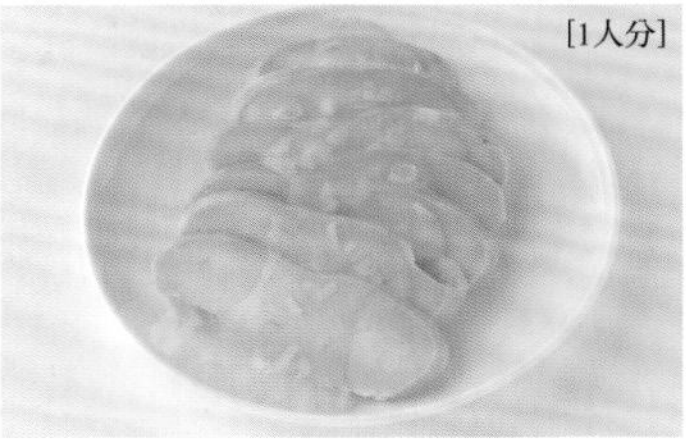

熱量121kcal／蛋白質22.6g
脂質1.6g／醣質2.4g／食物纖維0.5g

材料

去皮雞胸肉100g／檸檬鹽　少許
A（檸檬鹽的材料）
鹽　少許／羅漢果甜味醬　少許
檸檬（將皮磨碎成粉）　1/8個
B
中式湯品　20cc／羅漢果甜味醬少許／檸檬（打汁）　1/8個／白蔥（切碎）　20g／日式太白粉（與水融合）　少許

[作法]
① 將前述A和在一起調製成檸檬鹽，並灑在雞胸肉上醃製約兩個小時以上。
② 將❶用鐵氟龍的平底鍋以中火煎，再慢慢轉至小火。
③ 將前述B倒入小鍋裡，煮開之後用日式太白粉勾芡，然後再和入薄切好的雞胸肉即可。

雞胗炒大蒜芽

[1人分]

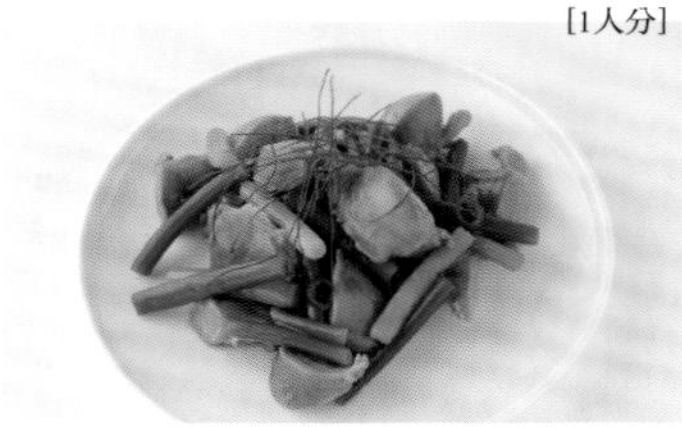

熱量93kcal／蛋白質15.4g
脂質1.5g／醣質2.0g／食物纖維0.8g

材料

雞胗　80g
大蒜芽　20g
瘦身用蕎麥麵沾醬※2　20cc
鹽　少許
椒　少許／辣椒絲　少許

[作法]
① 將雞胗的筋去除了之後，再灑上椒及鹽。
② 將❶及大蒜芽放在鐵氟龍的平底鍋上炒過，然後用瘦身用的蕎麥麵沾醬調味。
③ 最後灑上辣椒絲即可。

※7 關於柚子椒調味醬的說明請見第109頁。

雞胗拌蠔油炒西洋芹

[1人分]

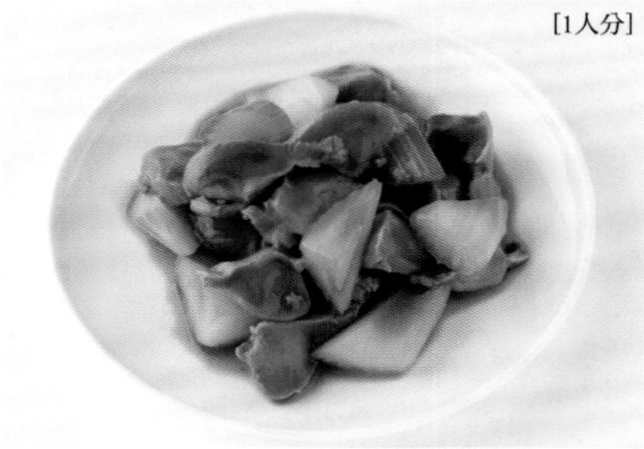

熱量91kcal／蛋白質14.1g

脂質1.3g／醣質4.5g／食物纖維0.5g

材料

雞胗　70g
鹽　少許
胡椒　少許
西洋芹　30g
蠔油　10g
水　30cc
日式太白粉（與水融合）　少許

[作法]

①將雞胗的筋去除了之後，再灑上胡椒及鹽。
②將水倒入蠔油中，使油散開，再加入日式太白粉勾芡。
③用鐵氟龍的平底鍋將❶及西洋芹煎過，再用❷完全覆上即可。

雞胗拌香辣菠菜

[1人分]

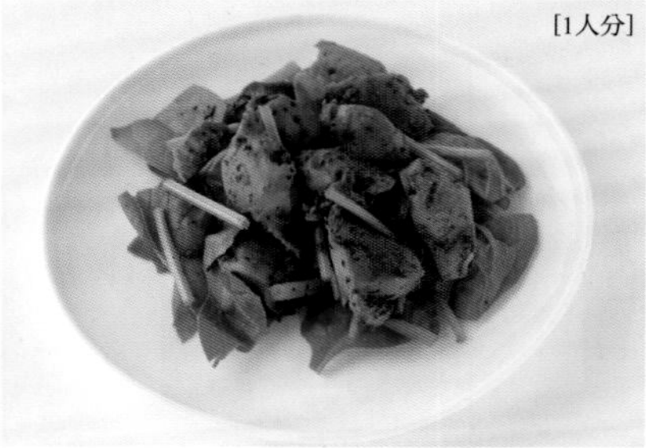

熱量92kcal／蛋白質17.0g

脂質1.8g／醣質0.8g／食物纖維0.6g

材料

雞胗　90g
卡疆粉　少許
菠菜　20g

[作法]

①將雞胗的筋去除了之後，再灑上卡疆粉。
②將菠菜洗滌之後，將水分瀝乾。
③用鐵氟龍的平底鍋將❶嫩煎過後，在保有溫度的情況下將❷襯上即可。

雞胗拌金針菇

[1人分]

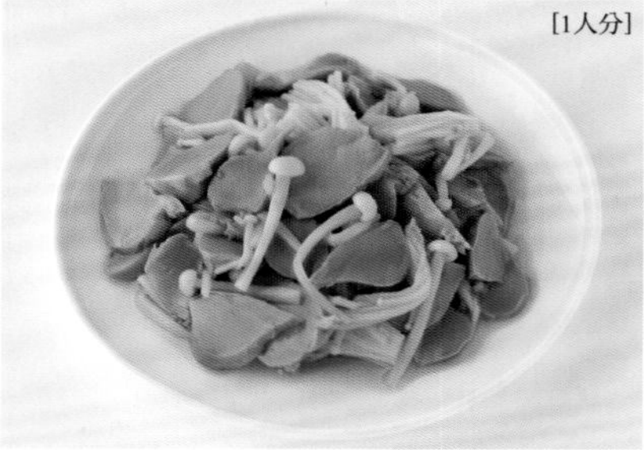

熱量86kcal／蛋白質15.7g

脂質1.5g／醣質1.5g／食物纖維1.2g

材料

雞胗（用湯煮過）※8　80g
金針菇（汆燙）　30g
瘦身用蕎麥麵沾醬※2　20cc
鹽　少許
胡椒　少許

[作法]

①先將雞胗用湯煮過。
②將金針菇用蕎麥麵沾醬和上。
③將❶薄切，然後跟❷拌在一起即可。

雞胗拌山葵醬風味鴨兒芹

[1人分]

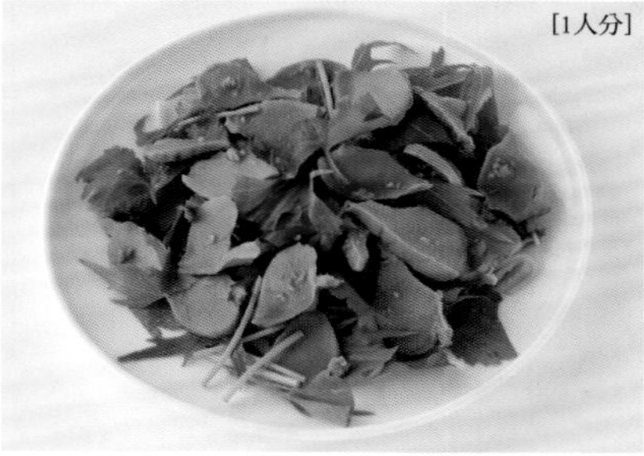

熱量89kcal／蛋白質15.2g

脂質1.5g／醣質1.2g／食物纖維0.7g

材料

雞胗（用湯煮過）※8　80g
鴨兒芹　30g
山葵醬　33cc
A（山葵醬的材料）
瘦身用蕎麥麵沾醬※2　100cc
醋　20cc
羅漢果甜味醬　10g
山葵泥　3g
日式太白粉（與水融合）　少許

[作法]

①先將雞胗用湯煮過。
②將前述A倒入小鍋中煮沸，再倒入日式太白粉勾芡。
③將❶薄切之後，跟鴨兒芹拌在一起，然後再淋上❷即可。

※8 關於湯煮雞胗請見第43頁。

雞軟骨所能補充的熱量雖然較低
但是咬起來脆脆的，所以很容易入口

雞軟骨

雞軟骨所含的脂質及碳水化合物偏低，咬起來脆脆的很容易入口。我自己本身也很喜歡吃雞軟骨，它可以說是我每次到串烤店裡時，一定要點的食品。胸部的軟骨部分因為長得很像「中藥研磨器」，所以他的日本語稱之為「藥研軟骨」。只要切細了之後，很適合放入肉丸子或是漢堡裡一起吃喔！

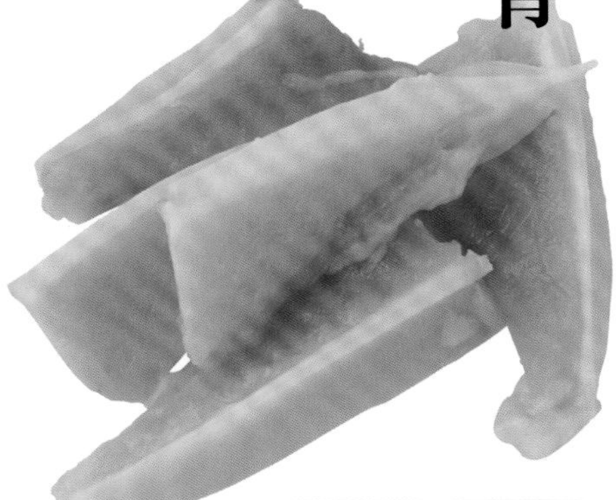

3Weeks Diet ○　Daily Diet ○

雞・生鮮軟骨
（可食用部分約100g）

熱量	54kcal
蛋白質	12.5g
脂質	0.4g
碳水化合物	0.4g

雞心

3Weeks Diet ×　Daily Diet △

雞・生鮮心臟
（可食用部分約100g）

熱量	207kcal
蛋白質	14.5g
脂質	15.5g
碳水化合物	0.0g

適當取量　1塊約20g

雞心常跟雞肝一起出售，是雞的心臟。咬起來有脆感，所以會讓人覺得好吃。但是要注意的是，它所含的脂質很高，如果你正在進行TW式3周瘦身計劃的話，這是不能吃的喔！

雞翅膀

3Weeks Diet ×　Daily Diet △

雛雞・含皮雞翅膀
（可食用部分約100g）

熱量	211kcal
蛋白質	17.5g
脂質	14.6g
碳水化合物	0.0g

適當取量　1塊約50g

雞翅膀也是脂質高、高卡路里的食材，所以也是瘦身計畫中的不速之客。即使是為了補充膠原蛋白，也不建議吃雞翅膀。真的需要的話，請靠其他的食材補充膠原蛋白。

雞肝

3Weeks Diet ×　Daily Diet ○

雞・生鮮肝臟
（可食用部分約100g）

熱量	111kcal
蛋白質	18.9g
脂質	3.1g
碳水化合物	0.6g

適當取量　1塊約40g

雞肝富含必要的鐵質及維他命A，但是要注意食用後會使膽固醇上昇。如果在進行瘦身減肥計畫時建議還是別碰為妙。

3Weeks Diet ✕　Daily Diet ○

雞腿肉

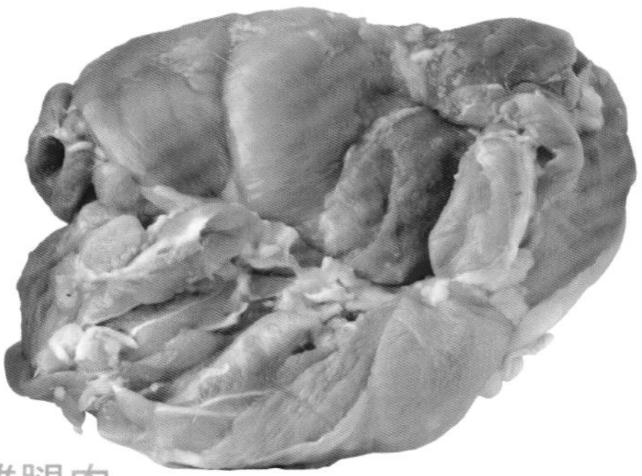

在實行日常減肥瘦身法時可以食用雞腿肉 但是必須先去皮，盡可能地將脂質去除掉

在日本，最常見也最美味的雞肉料理，絕大多數都是用雞腿肉烹調出來的。雖然雞腿肉的脂肪也不少，但終究比菲力牛肉少了許多。所以當我們外出吃雞肉料理時，多半都是雞腿肉，那怎麼辦呢？記得在菜上了之後，把皮剝掉，接著在盤子上用力再壓壓，盡可能的把脂肪排除後再進食。

雞・生鮮去皮腿肉（可食用部分約100g）

熱量	116kcal
蛋白質	18.8g
脂質	3.9g
碳水化合物	0.0g
適當取量	1塊約180g

美 Column

如果要做手作甜點◎ 明膠富含88％的蛋白質，是最佳的甜點素材

明膠是TW美體瘦身法的飲食裡非常推薦的一種食材。明膠的主要成分是由豬、牛的動物纖維狀的蛋白質及膠原蛋白所構成，內含88％蛋白質及11％水分的固體狀蛋白質。如果正在執行3周式美體瘦身計畫，且又想吃甜食的話，可以在香料紅茶、咖啡、抹茶裡倒入羅漢果調味料，然後再做成果凍狀就可以了。明膠本身不含任何脂肪質、醣質，所以在美體瘦身計畫中可以安心食用。在調理日式家常小菜時可以放入一些明膠，讓味道容易覆上，或將雞或魚湯做成肉凍狀，跟蔬菜一起拌著吃也相當地好吃。或是在醬油或高湯中灑入明膠使其固化，然後再配生魚片一起入口，也是體驗日式料亭風的不錯吃法喔！

豬肉・明膠（可食用部分約100g）

熱量	344kcal
蛋白質	87.6g
脂質	0.3g
碳水化合物	0.0g
適當取量	粉狀明膠1小匙3g

3Weeks Diet ○　Daily Diet ○

菲力豬肉

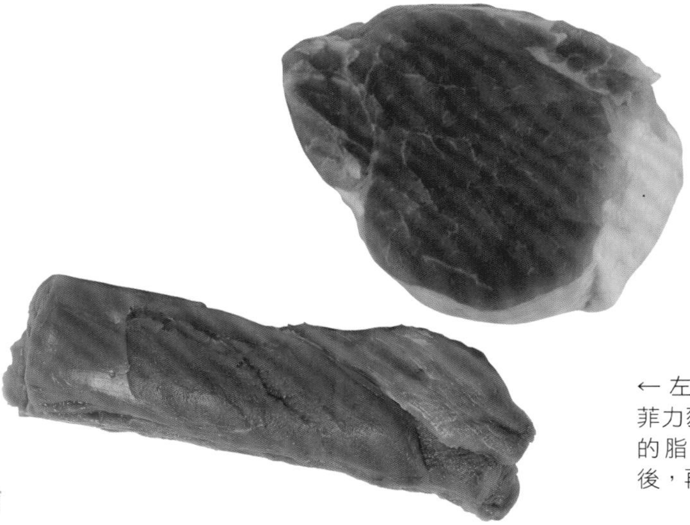

← 左邊這塊是沒脂肪的菲力豬肉。將肉眼可見的脂肪盡可能的剔除後，再薄切使用。

在調理之前 務必先去除脂肪部份及筋

菲力豬肉是攝取維他命B1所不可或缺的重要食材。如果是實踐3周美體瘦身法也是可以食用的，但前提是如果肉上面有白色的筋，最好先將其去除掉，才能下鍋煎炒。可以跟蘿蔔泥等一起拌著吃，或是跟四季豆及蘆筍等一起捲起包著吃，都會很美味。不過要注意，千萬不能用炸的喔！

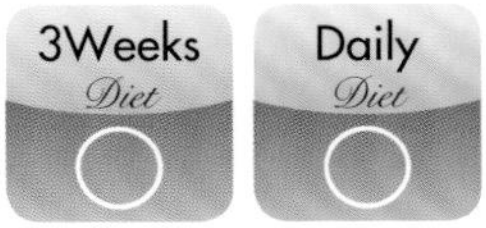

豬肉・菲力・生鮮紅肉（可食用部分約100g）

熱量	115kcal
蛋白質	22.8g
脂質	1.9g
碳水化合物	0.2g

適當取量　切1塊約2公分厚30g

豬腳

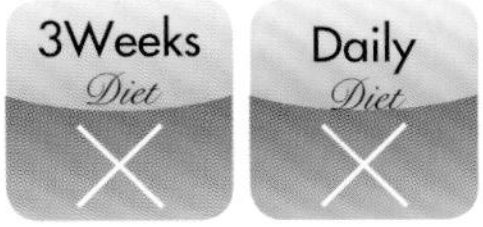

豬・汆燙過的豬腳（可食用部分約100g）

熱量	230kcal
蛋白質	20.1g
脂質	16.8g
碳水化合物	0.0g

適當取量　一隻400g

豬腳富膠原蛋白，對美容相當有益。但是同時也富有許多的脂肪，所以在瘦身中是不合適攝食的。我個人則是因為看到其外形就感到不舒服，所以難以下嚥。

豬培根肉

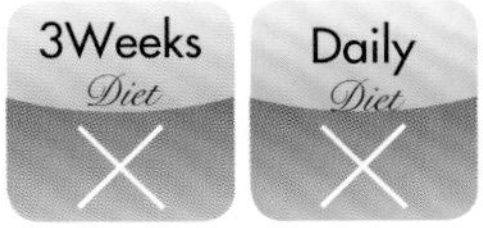

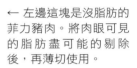

豬培根肉・生鮮的帶有較肥部位的肉（可食用部分約100g）

熱量	386kcal
蛋白質	14.2g
脂質	34.6g
碳水化合物	0.1g

適當取量　薄切一塊30g

豬培根肉可以做成培根、扣肉、豬肋排等料理或是做成豬油。其濃厚的脂肪是肉品迷人之處，但自然也就不適合用於瘦身料理。

豬腿肉

豬腿肉是豬肉裡面維他命B1及蛋白質最多的部位

豬腿肉所富含的維他命B1是僅次於豬腰內肉的部位，這裡肌肉多、脂肪少，是蛋白質高的紅肉部分。豬腿肉表現的肉紋路細膩，且肉質美味，所以也是去骨火腿的主要肉品。把豬腿肉薄切成塊狀，讓肉零脂肪之後，就可以開始調理了。

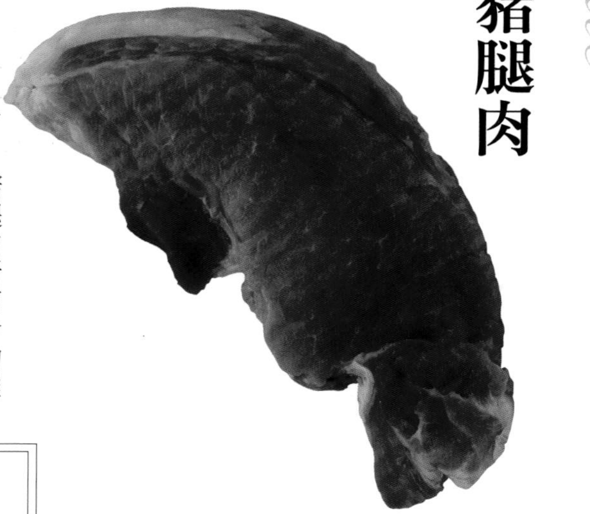

3Weeks Diet ×　Daily Diet ○

豬肉．生鮮無皮下脂肪部分的腿部肉
（可食用部分約100g）

熱量	148kcal
蛋白質	21.5g
脂質	6.0g
碳水化合物	0.2g

適當取量　薄切1塊30g

豬里肌肉

3Weeks Diet △　Daily Diet △

豬肉．生鮮無皮下脂肪的里肌肉
（可食用部分約100g）

熱量	202kcal
蛋白質	21.1g
脂質	11.9g
碳水化合物	0.3g

適當取量　薄切一塊30g、厚切一塊150g

豬里肌肉是炸豬排等各種料理的主要肉品，可口美味。應用在美體瘦身的計畫中時，只要在食用前將脂肪先剔除的話，那就可以應用在料理之中了。

基本的調理方法

零脂肪豬肉

在瘦身的過程中，並不是每個人都可以接受只吃雞肉，也是有人想吃到一些豬肉的，這時候我就建議吃零脂肪的豬肉。這裡推薦一個應用零脂肪的豬腿肉的調理方法。腿肉跟腰內肉一樣價格不貴，所以我們花點時間動一動手，就能吃得健康又開胃囉！

材料　生豬腿肉片

[作法]
① 腿肉的紅肉部分薄切，切成一口可以吃下的大小。
② 將❶用煮沸的水汆燙一下，去除掉脂肪後，再用冷水清洗。
③ 之後再嫩煎，或是跟準備好的調味料和在一起調理即可。

零脂肪豬肉的簡單料理

3Weeks Diet ○

Daily Diet ○

雖然去除脂肪是件需要下點工夫的麻煩事，
但是仍建議你去除掉脂肪後，再攝食必要的維他命B1促進碳水化合物的代謝吧！

RECIPE 02

零脂肪豬肉拌柚子橙醋醬水菜沙拉

[1人分]

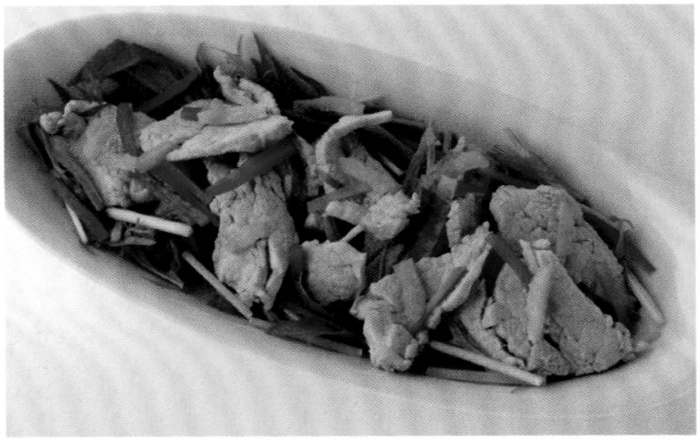

這道菜是跟蔬菜混搭在一起的涼拌菜餚。柚子橙醋醬是調味的一大要角，在做這道菜前，預先把柚子橙醋醬做出來吧！

材料

豬腿肉（去除脂肪） 80g
水菜 20g
甜椒（切絲） 10g
紅蘿蔔（切絲） 10g
柚子橙醋醬 20cc
A（柚子橙醋醬的材料）
瘦身用蕎麥麵沾醬※1 100cc
醬油 50cc
橙醋 50cc
柚子皮（切好） 少許

熱量	**124kcal**
蛋白質	**19.0g**
脂質	2.9g
醣質	2.9g
食物纖維	1.0g

[作法]

① 將豬腿肉去除脂肪燙過，先用冷水泡過。
② 將水菜切絲，然後與甜椒、紅蘿蔔和在一起。
③ 前將述A混合在一起，製作柚子橙醋醬。
④ 將❶❷攪拌在一起後，灑上❸即可。

RECIPE 01

零脂肪豬肉拌鮮菇醃生薑醬

[1人分]

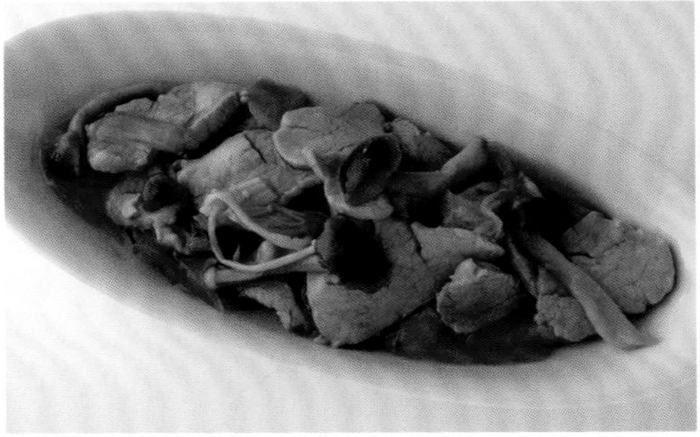

想要吃煎生薑時，最建議的就是這道菜。在軟嫩的豬肉上，醃生薑可以完全發揮出其刺激的功效。

材料

豬腿肉（去除脂肪） 70g
A
生薑（碎成泥狀） 10g
瘦身用蕎麥麵沾醬※1 20cc
水10cc
羅漢果甜味醬 少許
日式太白粉（與水融合） 少許
鴻喜菇 20g
金針菇 10g
洋蔥（薄切） 20g

熱量	**121kcal**
蛋白質	**17.0g**
脂質	2.7g
醣質	5.0g
食物纖維	1.7g

[作法]

① 將豬腿肉去除脂肪。
② 製作醃生薑。將前述A倒入小鍋子中煮，煮開之後，將日式太白粉倒入勾芡。
③ 用鐵氟龍的平底鍋將鴻喜菇、金針菇、洋蔥及❶嫩煎，再完全地淋上❷即可。

※1瘦身用蕎麥麵沾醬的說明請見第141頁。

牛筋

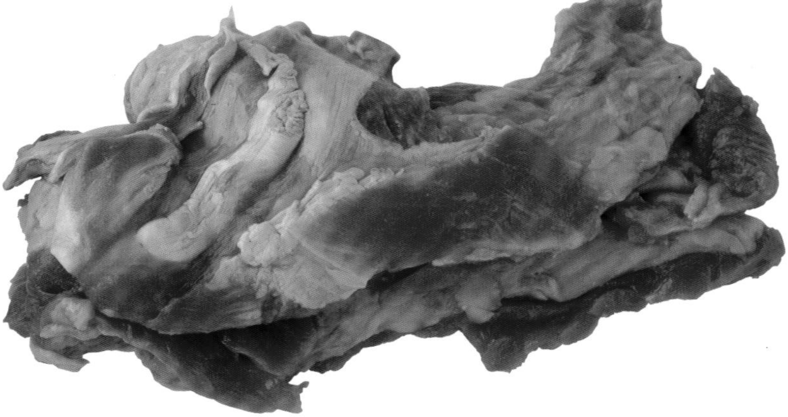

若你實踐3周美體瘦身法，也可以吃牛筋
在外面吃燉煮牛筋時，記得只能吃肉的部分

3Weeks Diet △　Daily Diet ○

牛筋的脂肪也不多，在3周美體瘦身法的實踐中亦可食用。但由於要食用牛筋需要花很多調理的時間，所以建議平常先煮好並存放起來比較不會費時。牛筋可以搭配高麗菜或是磨菇燉煮，成品會相當地美味。如果到居酒屋去吃外食的話，可以點燉煮牛筋，但是不要吃一旁燉煮過的蔬菜，只吃牛筋就可以了。

牛・汆燙過的腱部
（可食用部分約100g）

熱量	155kcal
蛋白質	28.3g
脂質	4.9g
碳水化合物	0.0g

基本的調理方法

基本牛筋湯食譜

牛筋只要在經過適當地燉過之後，就能品嘗到它的美味及滑嫩的膠原蛋白。燉牛筋需要相當長的時間，利用空檔先把湯給做好，然後冷藏保存起來吧！

材料　牛筋（阿基里斯腱）1kg羅漢果　1個※
A [洋蔥　500g　紅蘿蔔　125g　西洋芹　100g
鹽　8g　水　4ℓ]

[作法]

① 將牛筋先放在水中去味，如果有牛毛還連著的話，用瓦斯槍烤過去毛。
② 將前述A放到鍋子裡，開火讓水滾開。
③ 將牛筋、羅漢果放入已經煮了❷的鍋裡，使其沸騰，燉將近4個小時左右。
④ 如果牛筋已經變嫩，那麼就可以取出，然後濾除牛筋上的雜質。
⑤ 將濾過的湯熬過，熬到約1.5ℓ左右。
⑥ 將濾過的牛筋一塊塊切到可以入口的大小即可。

※羅漢果是為了讓味道更加香濃而準備的。如果難以取得，不需要放也沒關係。

午餐便當盒

接下來提供3種便當的菜色，提供給「吃外食時無法選擇瘦身料理，只好自己準備」及「做便當時，不知道飯菜的分量該怎麼分配」的你。

※照片裡的午餐便當盒用的是500ml尺寸的大小。

RECIPE 01

豐盛的瘦身餐BOX

熱量382kcal／蛋白質32.1g
脂質8.2g／醣質34.8g／食物纖維4.9g

3Weeks Diet ╳ Daily Diet ○

配菜和米飯的比例約為3比2。因為配菜使用到根莖類，所以不適合實踐3周美體瘦身法的人。

RECIPE 01-1

牛腿肉八幡捲[1人分]

材料

牛大腿肉　70g
牛蒡　20g
紅蘿蔔　10g
四季豆　1根
TW式瘦身照燒醬※1　30g

熱量	173kcal
蛋白質	16.1g
脂質	7.0g
醣質	5.2g
食物纖維	1.5g

[作法]

① 將牛肉薄切，用敲肉器及菜刀背把肉打薄。
② 將牛蒡、紅蘿蔔、四季豆切成一樣的大小，然後汆燙過。
③ 用❶的牛肉把❷裡提到的蔬菜全部捲在一起，然後再淋上照燒醬調味烤過即可。

RECIPE 01-2

魔鬼蛋[1人分]

材料

雞蛋　1顆
小黃瓜　少許
西洋芹　少許
番茄　少許
墨西哥辣椒　少許

熱量	22kcal
蛋白質	4.3g
脂質	0.0g
醣質	0.6g
食物纖維	0.2g

[作法]

① 將蛋先汆燙，切成一半後將殼剝掉，再去除蛋黃部分。
② 將小黃瓜、西洋芹、番茄、墨西哥辣椒分別切丁成5mm的大小，並全部混在一起。
③ 將❶的蛋白作底，將剛剛切好的蔬菜丁盛在蛋的上方即可。

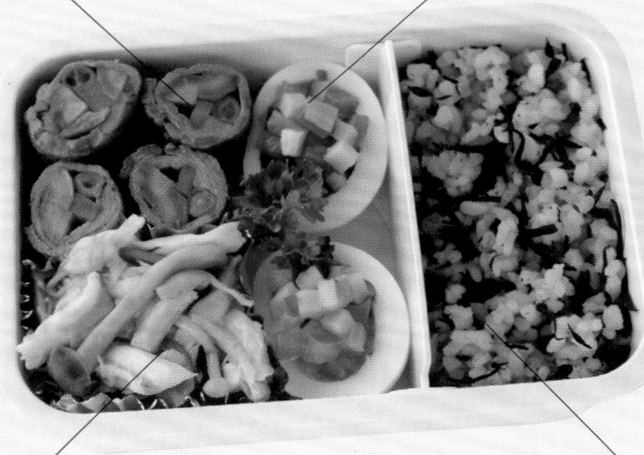

RECIPE 01-3

雞柳拌鮮菇沙拉[1人分]

材料

雞柳（蒸）※2　30g
鴻喜菇（汆燙）　10g
金針菇　10g
瘦身用蕎麥麵沾醬※3　10cc

熱量	46kcal
蛋白質	8.9g
脂質	0.4g
醣質	0.8g
食物纖維	0.8g

[作法]

① 剝開雞柳。
② 將汆燙過的菇類跟瘦身用蕎麥麵沾醬和在一起。
③ 將❷拌到❶上面去後稍微放著，讓汁液相互融合在一起即可。

RECIPE 01-4

羊栖菜拌玄米飯[1人分]

材料

玄米飯　80g
煮羊栖菜　10g
A（煮羊栖菜的料材）
羊栖菜（泡水）　100g
瘦身用蕎麥麵沾醬※3　50cc

熱量	141kcal
蛋白質	2.8g
脂質	0.8g
醣質	28.2g
食物纖維	2.4g

[作法]

① 炊煮玄米飯。
② 製作煮羊栖菜。將浸泡在水裡的羊栖菜清洗過，去污之後，放在篩子上撈起。然後再放入鍋內，倒入蕎麥麵沾醬一起燉。
③ 按❶的多寡，再放入適量的❷拌在一起即可。

※1 TW瘦身照燒醬及瘦身用蕎麥麵沾醬在P140會有相關說明。※2 蒸雞柳請看P41的說明。

RECIPE 02

瘦身和風便當

熱量 515kcal／蛋白質 38.7g
脂質 7.1g／醣質 64.9g／食物纖維 3.7g

3Weeks Diet ×　Daily Diet ○

做兩個偏小的飯糰。即使冷卻了，也能跟煮過的食品或烤魚、烤生薑等，做成具有媽媽味道的便當喔！

RECIPE 02-1

美味蔬菜拌煮雞肉[1人分]

材料

去皮雞腿肉　30g
紅蘿蔔　10g
南瓜　10g
牛蒡　5g
四季豆　1根
A
瘦身用蕎麥麵沾醬※3　40cc
和風高湯　80cc
羅漢果甜味醬　少許

熱量	58kcal
蛋白質	6.5g
脂質	1.2g
醣質	3.5g
食物纖維	1.0g

[作法]
① 將雞肉、紅蘿蔔、南瓜、牛蒡、四季豆先汆燙過。
② 將❶跟前述A一起倒入鍋中，開火慢煮，使其入味。

RECIPE 02-2

柚子風味煎鱸魚[1人分]

材料

去皮鱸魚　60g
A
醬油　5cc
日本酒　10cc
羅漢果甜味醬　5g

熱量	88kcal
蛋白質	12.4g
脂質	2.5g
醣質	1.0g
食物纖維	0.0g

[作法]
① 將前述A及鱸魚片一起醃，時間大概1個小時左右。
② 用鐵氟龍的平底鍋慢慢的煎即可。

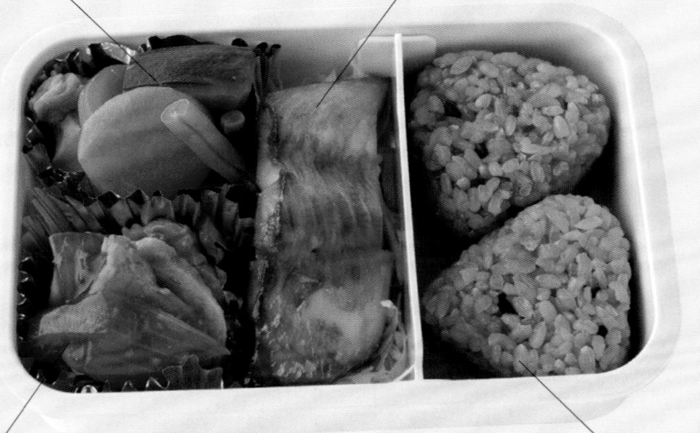

RECIPE 02-3

生薑燒菲力豬肉[1人分]

材料

豬菲力肉（切成兩塊）　60g
洋蔥（薄切）　20g
A
瘦身用蕎麥麵沾醬※2　10cc
和風高湯　10g
生薑（碎成泥狀）　5g
日式太白粉（與水融合）　少許

熱量	89kcal
蛋白質	14.2g
脂質	1.2g
醣質	3.8g
食物纖維	0.4g

[作法]
① 將前述A放進一個小鍋裡煮開，然後倒入日式太白粉欠芡。
② 先將豬菲力肉放到鐵氟龍的平底鍋上煎，一會兒後再放入洋蔥煎。
③ 將❶拌入❷裡，然後把火關掉，再攪拌即可。

RECIPE 02-4

雜糧米飯糰[1人分]

材料

雜糧玄米飯　80g
A（雜糧玄米飯的料材）
玄米　2公合
雜糧米　15g
水　適量

熱量	280kcal
蛋白質	5.6g
脂質	2.3g
醣質	56.6g
食物纖維	2.3g

[作法]
① 將前述A和在一起，炊煮雜糧玄米飯。
② 將❶取出80g的量，分別捏成兩個飯糰即可。

RECIPE 03

蛋白包飯

熱量 397kcal／蛋白質 42.6g
脂質 5.4g／醣質 35.6g／食物纖維 2.1g

3Weeks Diet ╳　Daily Diet ○

用蛋白做的包飯中，具有蝦子、扇貝、雞腿肉等能攝取到蛋白質的美味配菜！

RECIPE 03-1

自製醃黃瓜[1人分]

材料

小黃瓜　20g
西洋芹　10g
甜椒　10g
A
醋　100cc
羅漢果甜味醬　40cc
白酒　100cc

熱量	17kcal
蛋白質	0.4g
脂質	0.1g
醣質	1.6g
食物纖維	0.5g

[作法]

① 將小黃瓜、西洋芹切長條狀，每條約3公分左右，然後再用菜刀輕輕拍打。小黃瓜直切成約4等分，使其變成可以跟其他的蔬菜混在一起的大小。
② 將前述A放入小鍋中煮開。
③ 將❶及❷半分的量攪拌在一起即可。

RECIPE 03-2

蛋白包飯[1人分]

材料

雞柳（蒸）※2　20g
洋蔥　10g
鹽　少許
水　少許
玄米飯　80g
A
番茄醬　10cc
番茄湯醬　10g
日本酒　10cc
胡椒　少許
蛋白　兩顆蛋的分量

[作法]

① 剝開雞柳。
② 將洋蔥、鹽、水倒入鐵氟龍的平底鍋裡炒過。洋蔥炒嫩了之後，便放入玄米飯及❶再炒過。
③ 將蛋白灑上鹽之後，用筷子攪拌打散成糊狀，然後倒到鐵氟龍的平底鍋上煎。
④ 若蛋白的下方已經煎成固體狀，就將❷盛在蛋白上，並捲起來。

熱量	215kcal
蛋白質	16.6g
脂質	1.0g
醣質	31.7g
食物纖維	1.6g

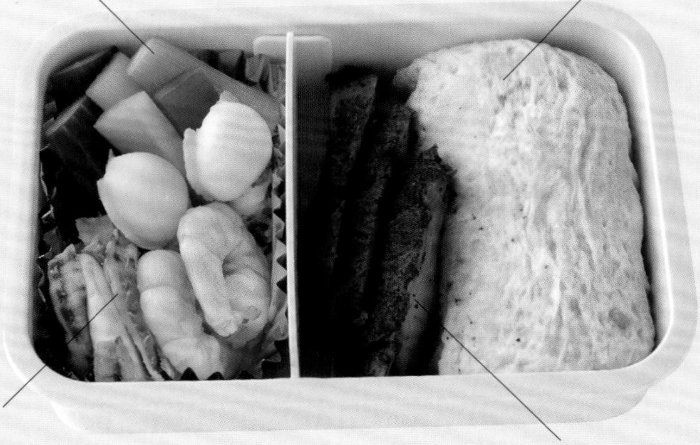

RECIPE 03-3

海鮮醃菜[1人分]

材料

剝了殼的蝦仁　2隻
汆燙過的扇貝　1個
小隻的小卷　2條
A
醋　100cc
羅漢果甜味醬　40g
白酒　100cc

熱量	65kcal
蛋白質	10.4g
脂質	1.1g
醣質	0.8g
食物纖維	0.0g

[作法]

① 將海鮮汆燙過。
② 將前述A放到小鍋裡煮開。
③ 將❶跟❷半分的量攪拌在一起即可。

RECIPE 03-4

香辣煎雞腿肉[1人分]

材料

去皮雞腿肉　80g
卡疆粉　適量

熱量	100kcal
蛋白質	15.2g
脂質	3.2g
醣質	1.5g
食物纖維	0.0g

[作法]

① 在雞肉上撒上卡疆粉。
② 放了一個小時之後，再放在鐵氟龍的平底鍋煎即可。

海鮮類食材具有優質的蛋白質及不飽和脂肪酸，可以預防一些生活習慣病

Seafood

海鮮類

海鮮類食材富含動物性蛋白質，在TW式美體瘦身法中扮演相當重要的食材角色。也許有些人會很在意魚類中所含有脂肪會產生不好的影響，但事實上這種脂肪是以不飽和脂肪酸為主所構成的一種高品質脂肪。攝取它，不但能控制血液中的中性脂肪、預防生活習慣病的發作，更具有可以預防老人痴呆症、舒緩過敏症狀等多重功效。請參考下方的「蛋白質密度表」，慎選適合的海鮮類食材吧！

FOOD RULES FOR DREAM BODY

所謂的蛋白質密度，就是指用PFC比率所計算出，蛋白質及熱量的比率。
（蛋白質重量×４／熱量×１００）

蛋白質密度	食品名
95	鹽醃海蜇皮（去鹽）
94	冠鱗單棘魨（別名：狄婆、黑狄）
93	黑皮旗魚（生鮮，適量大小）
93	日本毒（別名：虎魚）(生鮮)
92	狹鱈（生鮮）
91	甜蝦（生鮮）
91	龍蝦（生鮮）
91	柴魚（春天撈獲。(生鮮）
91	鯨魚肉・肉的部分・紅肉
91	紅鰭多紀魨・人工養殖（生鮮・適量大小）
91	大正蝦（生鮮）
90	鮟鱇魚（生鮮・適量大小）
90	墨魚・花枝（生鮮）
90	鮪魚・水煮薄切罐頭・清淡
89	柴魚・乾
89	血鯛（生鮮）
89	雞蛋・蛋白（生鮮）
88	帝王蟹（生鮮）
88	雛雞・雞柳（生鮮）

蛋白質密度	食品名
87	角蠑螺（生鮮）
86	真蛸（生鮮）
86	小牛・霜降牛肋骨肉・零皮下脂肪（生鮮）
83	日本下鱵魚（生鮮）
83	海螺（生鮮）
83	扁魚（生鮮）
83	雛雞・雞胸肉，去皮（生鮮）
82	乾燥沙丁魚・魚白（微乾燥食品）
80	蛤蠣（生鮮）
80	舌鰨（生鮮）
80	海參（生鮮）
79	豬・菲力肉・紅肉（生鮮）
78	蝦蛄（汆燙）
78	雞・雞胗（生鮮（雞沙囊））
76	鮑螺（生鮮）
75	西太公魚（生鮮）
74	扇貝・干貝（生鮮）
73	毛蛤（俗稱：赤貝）(生鮮）
70	鮑魚（生鮮）
69	文蛤（水煮）

鮪魚

鮪魚的紅肉雖是TW式美體瘦身法
很建議的蛋白質食品
但是鮪魚腹及冬季捕獲的鮪魚則另當別論

鮪魚肉中富含著近來飽受關注的EPA跟DHA這兩種必須脂肪酸。可以調整血液中的中性脂肪，及預防血栓發生的危險等多項有益健康的好處。紅肉雖然是蛋白質的極佳攝取來源，但是像鮪魚腹，同時也附加著很多的脂肪。此外，冬季捕獲到的黑鮪魚身上會容易堆積大量脂肪，這一點在食用前請特別注意。

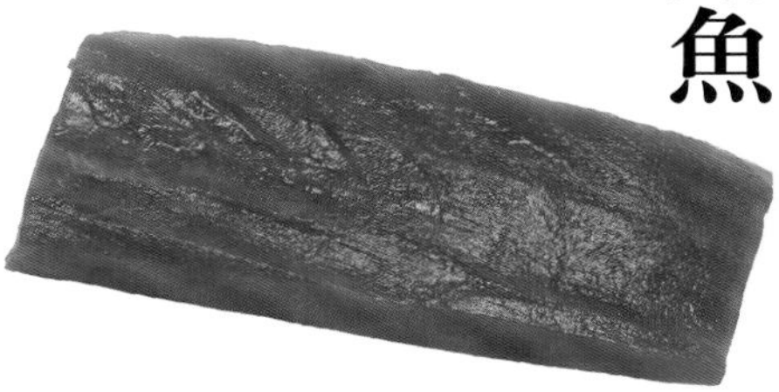

鮪魚・生鮮紅肉（適當大小）
（可食用部分約100g）

熱量	125kcal
蛋白質	26.4g
脂質	1.4g
碳水化合物	0.1g

適當取量　1塊約230～250g

3Weeks Diet ○　Daily Diet ○

RECIPE 01　3Weeks Diet ○　Daily Diet ○

鮪魚片拌醬燙蔬菜

[1人分]

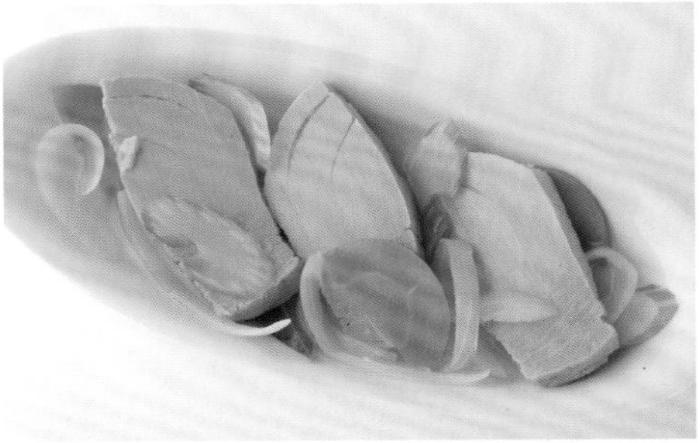

富含蔬菜鮮味的魚料理。這道菜就算是鮪魚換成旗魚等，一樣能做得美味可口。

材料

紅肉魚片（厚度約1.5cm的薄切片） 60g
鹽　少許
A
白酒　20g
洋蔥（薄切） 20g
紅蘿蔔（薄切） 10cc
西洋芹（薄切） 10cc
水　100cc
月桂葉　1片

熱量	83kcal
蛋白質	13.3g
脂質	0.1g
醣質	2.7g
食物纖維	0.7g

[作法]

① 先將鮪魚片輕輕灑上鹽。
② 將前述A倒入鍋裡煮，使其煮開。
③ 將❶倒入❷裡，慢煮約10分鐘左右即可（注意不可煮沸）。

RECIPE 02　3Weeks Diet ○　Daily Diet ○

醃鮪魚片拌海藻沙拉

[1人分]

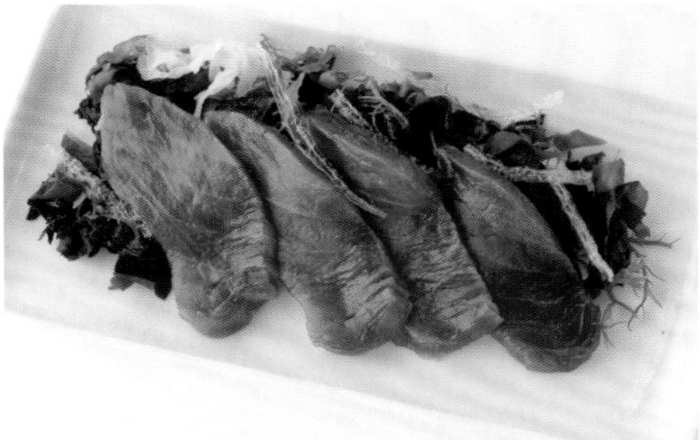

這是道從鮪魚片及海藻中，可以充實攝取蛋白質及食物纖維的菜。

材料

紅肉鮪魚（長條形片狀） 60g
鹽　少許
A
日本酒　20cc
醬油　10cc
羅漢果甜味醬　10g
各種海藻混合（泡水） 10g

熱量	86kcal
蛋白質	14.1g
脂質	0.1g
醣質	2.0g
食物纖維	0.5g

[作法]

① 將鮪魚肉片輕撒上鹽，然後放約1個小時。
② 在小鍋裡倒入前述A，然後使其煮開。最後再放著讓使其冷卻。
③ 當❷冷卻之後，再將水分蒸發掉的❶倒入，最少醃3個小時左右。
④ 將❸薄切後，盛到海藻沙拉上面就好了。

旗魚

味道清淡好吃
一年當中不分季節，
都能獲得的高蛋白質食材

劍旗魚肉是以冷凍等方式保存，一年當中隨時都容易取得的高蛋白質食品。魚肉裡富含著預防骨質疏鬆症的維他命D。由於「劍旗魚」比「紅肉旗魚」及「黑皮旗魚」含有更多的脂肪，所以建議先以廚房紙巾拭除脂肪，再放到網架上烤。

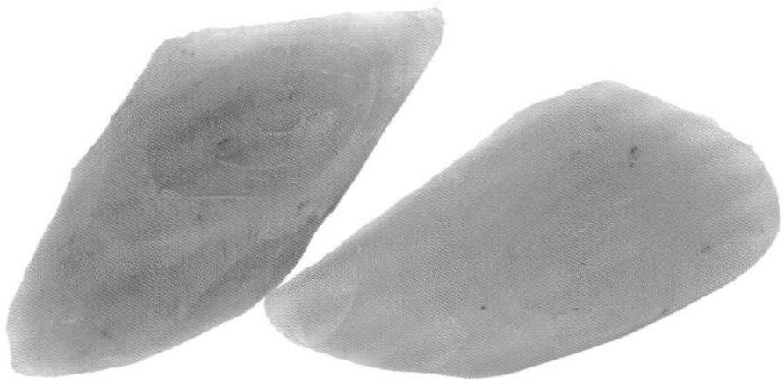

劍旗魚・生鮮（適當大小）
（可食用部分約100g）

熱量	141kcal
蛋白質	18.3g
脂質	6.7g
碳水化合物	0.1g
適當取量	1片 80~100g

3Weeks Diet △　Daily Diet ○

RECIPE 01　香草烤旗魚片

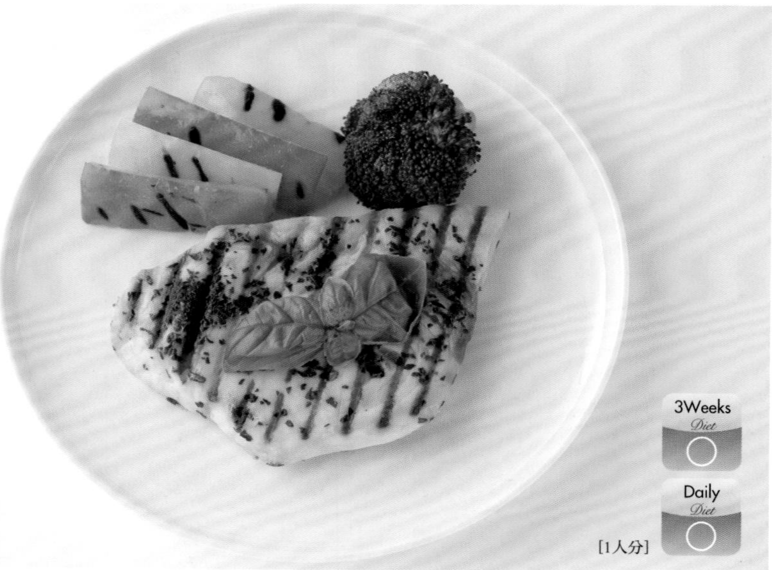

3Weeks Diet ○　Daily Diet ○

[1人分]

以旗魚所含有的脂質烘烤吧！打造一盤口感極佳的菜餚。

材料

旗魚（適當大小）　100g
A
鹽　少許
羅漢果甜味醬　少許
乾九層塔　少許
綠色花椰菜（氽燙）　20g
甜椒　30g
新鮮九塔層　少許

熱量	131kcal
蛋白質	24.3g
脂質	2.0g
醣質	1.9g
食物纖維	1.4g

[作法]

① 將前述A和在一起後，灑在旗魚肉上。
② 將❶與綠色花椰菜及甜椒一起放在烤架上烤。
③ 放到盤子上後，再將九塔層盛上襯飾。

柴魚

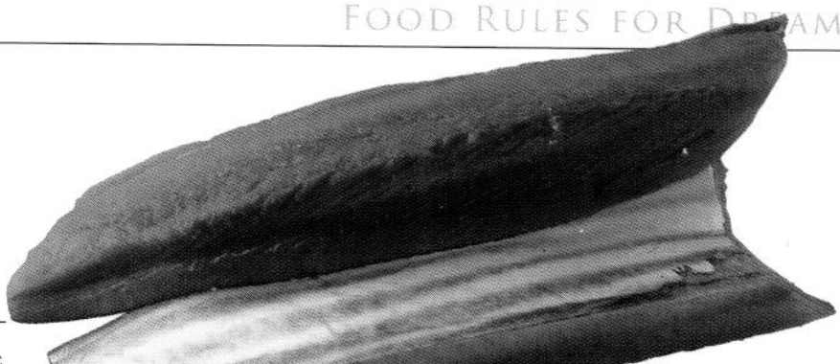

柴魚是富含鐵質、維他命B[1]及蛋白質等多項營養素的優良食材 只要避開脂肪的部分慎選即可

柴魚的肉質中，富含了許多能夠促進醣質代謝的重要營養素維他命B[1]，能夠讓人回復精神，增加體力。而且富含女性特別需要的鐵質，女性若能攝取能對身體更有益。生活中能夠取得的柴魚分為「春獲」及「秋獲」兩種，兩者相較之下，「秋獲」的柴魚所含的脂肪較多，所以要選柴魚時，千萬不能忽略其捕獲的季節。注意，實踐「3周美體瘦身法」的話，皮的部分是不能吃的喔！

柴魚・生鮮・春天捕獲（可食用部分約100g）

熱量	114kcal
蛋白質	25.8g
脂質	0.5g
碳水化合物	0.1g
適當取量	1片80~120g

3Weeks Diet ○　Daily Diet ○

RECIPE 01　3Weeks Diet ○　Daily Diet ○

鹽味柴魚半敲燒

[1人分]

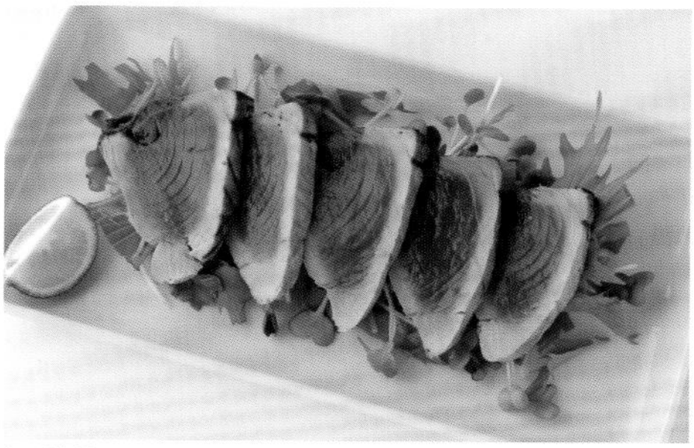

這道菜只要使用在超市、賣場等能夠輕鬆入手的食材就可以做了。

材料

柴魚（長條形片狀）　100g
鹽　少許
水菜　30g
蘿蔔嬰　20g
醋橘　1/4顆

[作法]

① 將柴魚片灑上鹽，然後以鐵籤串起倚近火前去烤，等皮的這邊烤到變色時，再澆冰水使其冷卻。
② 將水菜切成跟蘿蔔嬰一樣的長度，然後和在一起。
③ 將❷放在盤子中襯底，然後將切好的❶擺上，再加上醋橘即可。

熱量	126kcal
蛋白質	26.9g
脂質	0.6g
醣質	1.1g
食物纖維	1.3g

RECIPE 02　3Weeks Diet ○　Daily Diet ○

柚子椒烤柴魚

[1人分]

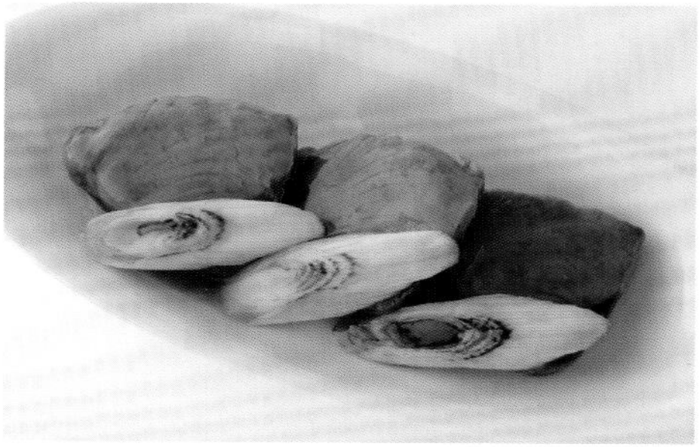

如果不太能吃生的，那麼就將柴魚醃過後再輕輕微烤。然後拌上柚子椒就能蓋掉腥臭味。

材料

柴魚（切成適當大小）　30g×3塊
鹽　少許
A
柚子椒　5c
瘦身用蕎麥麵沾醬※1　20cc
羅漢果甜味醬　10g
長蔥（薄切）　30g

[作法]

① 將柴魚灑上鹽後，放置一段時間。
② 將柴魚中多餘的水分瀝除，然後與A和在一起醃。
③ 醃了兩小時後左右，再跟長蔥一起放到鐵氟龍的平底鍋上煎，注意不要煎到弄焦了。

熱量	120kcal
蛋白質	23.8g
脂質	0.5g
醣質	2.3g
食物纖維	0.7g

※1關於瘦身用蕎麥麵沾醬料理請見p.140的說明。

Seafood

鮪魚罐頭

鮪魚罐頭是無油食品
亦是富有蛋白質的簡易配菜

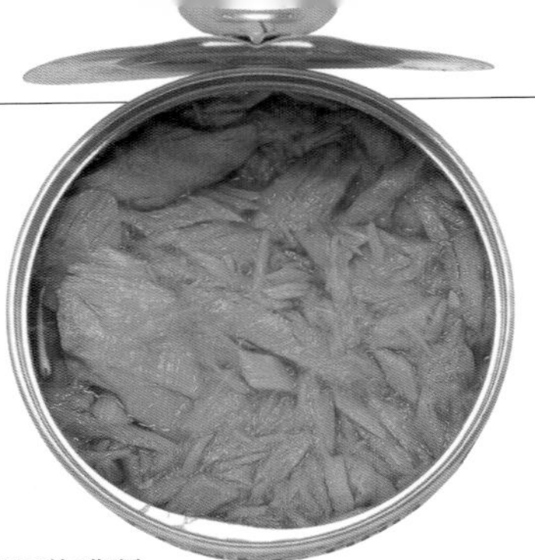

挑選鮪魚罐頭時，一定要挑無油的，而且在吃的時候要特別把罐頭裡湯汁除掉。因為附在鮪魚肉上的油湯並不是魚本身的脂質，而是人工添加上去的油質，所以不可攝取。在實踐日常減肥瘦身法時，可與含有醣質的蔬菜一樣食用。我個人的習慣是跟海苔捲在一起食用。

鮪魚・水煮薄切狀罐頭
（可食用部分約100g）

熱量	71kcal
蛋白質	16.0g
脂質	0.7g
碳水化合物	0.2g

3Weeks Diet ○ Daily Diet ○

RECIPE 01

3Weeks Diet ○ Daily Diet ○

韓式傳統拌菜風鮪魚肉 [1人分]

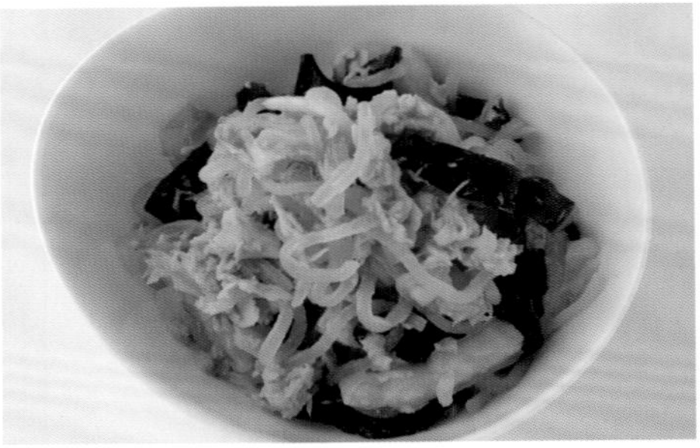

鮪魚罐頭肉的卡路里低，是與白蒟蒻絲相當搭的食材。除了木耳之外，還可以使用磨菇之類的蔬菜增加食物纖維量。

材料

鮪魚肉　40g
白蒟蒻絲　30g
白菜（切絲）　30g
木耳（乾燥）　5g
TW式瘦身照燒醬※1 20cc

熱量	51kcal
蛋白質	7.5g
脂質	0.4g
醣質	2.1g
食物纖維	4.1g

[作法]

① 將白蒟蒻絲細切成可以方便入口的大小，然後放入熱湯裡先汆燙過。
② 將乾燥木耳泡到水中，之後再切成方便入口的大小。
③ 將白菜、鮪魚肉、❶、❷放到鐵氟龍的平底鍋上煎，再加上TW式瘦身照燒醬調味。

RECIPE 02

3Weeks Diet ○ Daily Diet ○

鮪魚罐頭肉拌煮羊栖菜 [1人分]

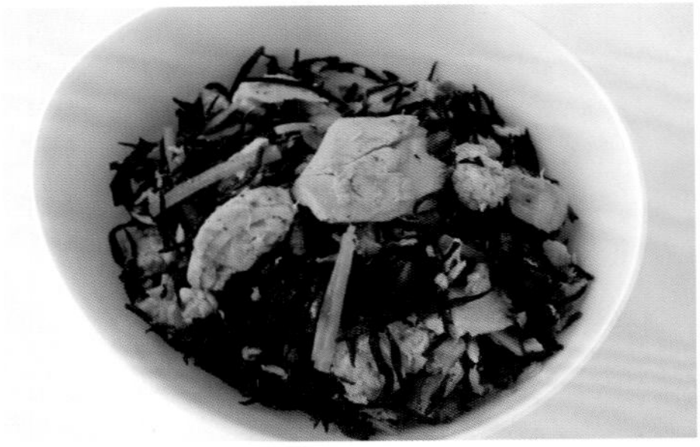

這道菜是將鮪魚罐頭肉跟煮羊栖菜拌在一起。這道菜平時可以先煮起來保存，隨時要攝取食物纖維時都很方便。

材料

鮪魚肉　40g
羊栖菜（泡水）　50g
紅蘿蔔（切絲）　10g
TW式瘦身照燒醬※1 20cc

熱量	55kcal
蛋白質	7.9g
脂質	0.4g
醣質	2.7g
食物纖維	4.6g

[作法]

① 將羊栖菜及紅蘿蔔放入鍋裡，再倒入瘦身用蕎麥麵沾醬一起煮。
② 在完全煮熟之前將火關掉，然後放入鮪魚肉攪拌即可。

※1關於瘦身用蕎麥麵沾醬料理請見p.140的說明。

海蜇皮

海蜇皮是高蛋白質且低卡路里的食物
增添其入口的美味，
可以每天準備一些在餐點裡

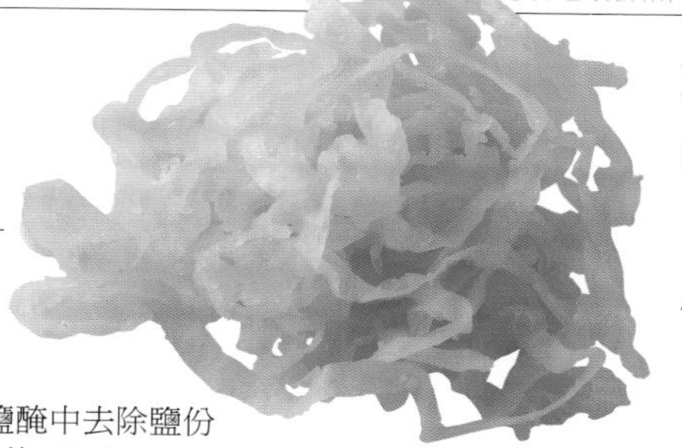

海蜇皮富含著許多的蛋白質，而且口感佳，所以很鼓勵瘦身者加一些在雞絞肉做的肉丸子裡當餡。不過因為海蜇皮本身沒有味道，所以可以加一些東西調味。建議可以將海蜇皮放入泰國米中攪拌做成蔬米沙拉，這樣可以提出它的美味口感喔！

海蜇皮・從鹽醃中去除鹽份
（可食用部分約100g）

熱量	22kcal
蛋白質	5.2g
脂質	0.1g
碳水化合物	0.1g

適當取量　一大湯匙量的海蜇皮，約15g

3Weeks Diet ○　Daily Diet ○

RECIPE 01　3Weeks Diet ○　Daily Diet ○

中華風味海蜇皮沙拉 [1人分]

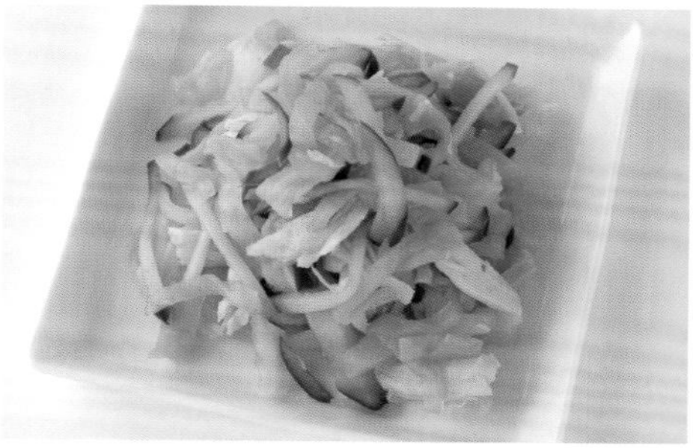

這道菜是廣為人知的中華風味沙拉。不論是當副菜還是外食，在超商就能輕鬆入手。

材料

海蜇皮（鹽醃）　40g
雞柳（薄切）※1　40g
小黃瓜（切絲）　20g
中式醬汁　30cc
A（中式醬汁的材料）
醬油　100cc
醋　30cc
檸檬汁　5cc
長蔥（切碎）　30g
豆瓣醬　7g
生薑（泥狀）　少許

熱量	76kcal
蛋白質	14.4g
脂質	0.5g
醣質	2.4g
食物纖維	0.4g

[作法]
① 先將海蜇皮洗過，泡在水裡脫除鹽份，然後再用滾水大致燙一下。
② 將蒸雞柳撕成條狀。
③ 將前述A和在一起，作出中式醬汁。
④ 將❶、❷及小黃瓜及適量的❸拌在一起即可。

RECIPE 02　3Weeks Diet ○　Daily Diet ○

海蜇皮和白菜拌涼拌豆腐 [1人分]

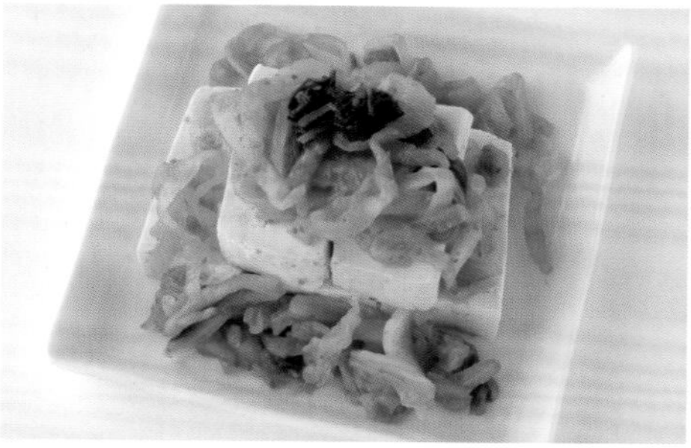

如果你在實踐日常生活減肥法，用市售的泡菜就可以了。這道菜只要能把鹽份濾除掉，那麼即使是不擅長廚藝的人也能很快就完成。

材料

海蜇皮（鹽醃）　30g
A
鹽醃白菜※2　40g
豆瓣醬　少許
羅漢果甜味醬　少許
瘦身用蕎麥麵沾醬※3　少許
豆腐　1/2個

熱量	99kcal
蛋白質	9.3g
脂質	4.6g
醣質	3.4g
食物纖維	0.9g

[作法]
① 將海蜇皮洗過之後，泡在水裡脫除鹽份，再用滾水大致燙一下。
② 將前述A跟❶和在一起調味。
③ 在豆腐上襯上❷後即可。

※1 關於雞柳薄切的介紹請見p.41，※2 鹽醃白菜的說明請見p.55
※3 瘦身用蕎麥麵沾醬料理請見p.140的說明。

鱈魚

**鱈魚具有高蛋白質及低脂肪
本身味道清淡，但依調理的不同，
也能做出不同的美味**

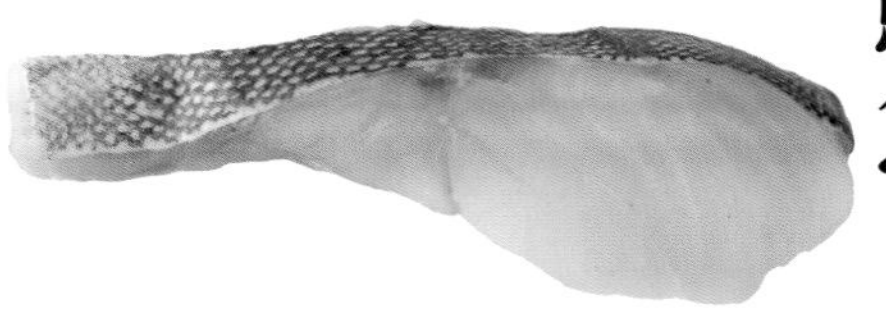

鱈魚是高蛋白質及低脂肪的代名詞。市售魚肉加工火鍋料是不能吃的，不過自己將魚肉及蔬菜混做丸子就沒問題。如果實踐日常減肥瘦身法，那麼就將鱈魚薄切，再跟菠菜疊成草莓千層派蛋糕狀，然後再放上奶油烤就可以了。

太平洋鱈・生鮮（適當大小）
（可食用部分約100g）

熱量	77kcal
蛋白質	17.6g
脂質	0.2g
碳水化合物	0.1g
適當取量	一塊約70~80g

3Weeks Diet ○　Daily Diet ○

鯛魚

**使用市售生魚片盒包就能輕鬆做出
容易吃的蛋白質食品囉！**

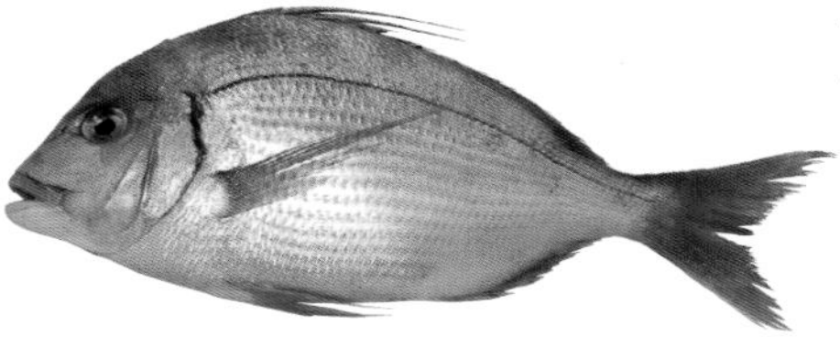

鯛魚可以說是白肉魚的代表魚種，人工養殖的食大概是70g左右，可以幫我們攝取人們一天所需要的維他命D，不過唯一的問題就是脂肪稍稍多了一點。如果你正在實踐3周美體瘦法的話，請用廚房紙布先將脂肪去除，然後再剝除魚皮、取出內臟。如果你不擅長料理的話，可以切片當生魚片吃也具有一樣的效果。

鯛魚・生鮮－養殖魚
（可食用部分約100g）

熱量	194kcal
蛋白質	21.7g
脂質	10.8g
碳水化合物	0.1g
適當取量	中等大小的鯛魚一條1kg、一塊80g

3Weeks Diet ○　Daily Diet ○

鱸魚

**鱸魚長得愈大，脂肪就愈多，
但還是能攝食，除了做法式煎魚排！**

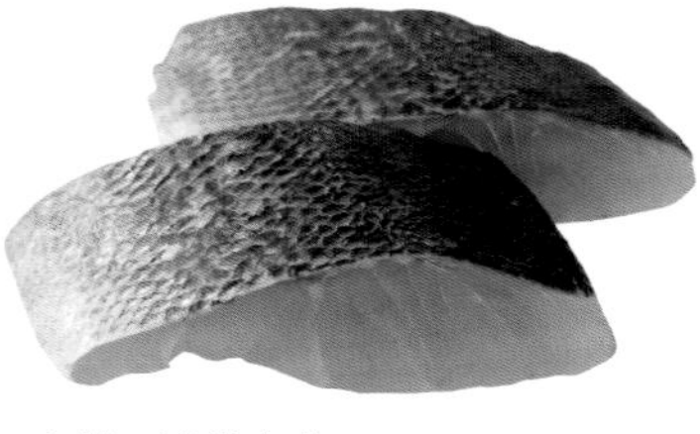

鱸魚是夏季的高級食用魚，跟鰤魚一起在日本人心目中並列為「出人頭地魚」的吉祥食品。在白肉魚中算是脂溶性維他命很高的魚種。由於鱸魚口感清爽，所以不論是當做生魚片、做烤魚、與高維他命C的檸檬一起拌時蔬等吃法，都很合適。但是請注意，絕對不能做法式煎魚排喔！

鱸魚・生鮮－適當大小
（可食用部分約100g）

熱量	123kcal
蛋白質	19.8g
脂質	4.2g
碳水化合物	0.0g
適當取量	中等一條1kg

3Weeks Diet ○　Daily Diet ○

鰈魚

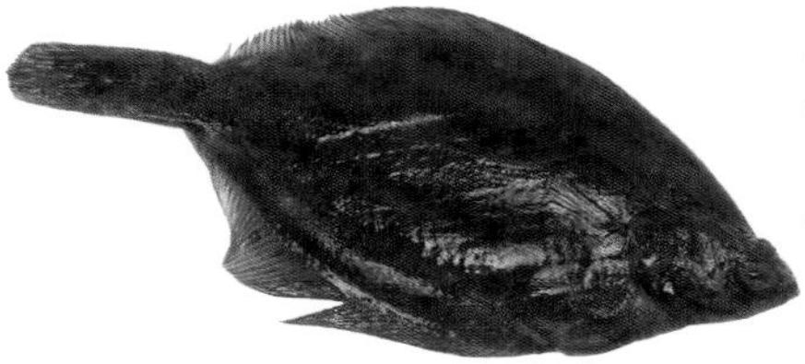

鰈魚是高蛋白質的食用魚
酥炸鰈魚亦是外食的極佳選擇

鰈魚的肉質鮮嫩，一般來說，都是一條一條地做整條的酥炸料理。外面店家料理鰈魚時，會讓許多高醣質的湯汁滲入鰈身之中，所以建議最好點酥炸鰈魚來吃，不過也不是直接吃，把外層酥炸的外皮剝掉後，再吃魚身的部分才行。如果吃到母魚肚裡有含卵時，因為卵的脂肪很高，建議去除掉別吃。

扁魚・生鮮（適當大小）
（可食用部分約100g）

熱量	95kcal
蛋白質	19.6g
脂質	1.3g
碳水化合物	0.1g
適當取量	魚約80~100g小條一尾100g

3Weeks Diet ○　Daily Diet ○

日本公魚

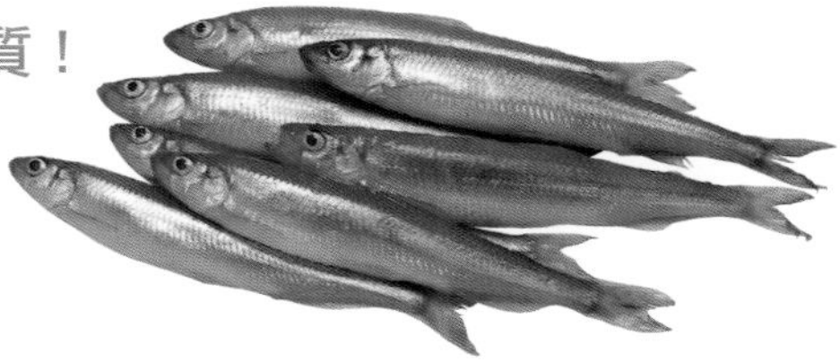

日本公魚的魚骨脆嫩
可以連骨一起吃，能夠充份補充鈣質！

日本公魚也是在食用魚中，屬於低脂肪、高蛋白質的一項食材。一般的調理法來說，都是做成甜不辣或是拿來酥炸的多。不過，這樣的吃法並不適合3周美體瘦身法的實踐者。黃瓜魚在乾煎之後，沾生薑醬油來吃或是施點鹽巴烤過都能相當美味。此外，如果要做黃瓜魚醃甜醋的話，那麼也適合使用羅漢果甜味醬來調味喔！

日本公・生鮮
（可食用部分約100g）

熱量	77kcal
蛋白質	14.4g
脂質	1.7g
碳水化合物	0.1g
適當取量	中等一條25g

3Weeks Diet ○　Daily Diet ○

鮭魚

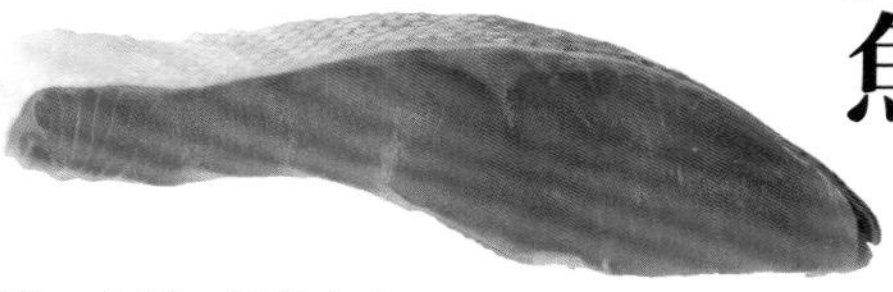

可以醃製成鹹鮭魚食用
不管是進口的鮭魚還是日本當季的鮭魚脂肪都很多，記得要先去除掉

鹹鮭魚或是紅鮭魚片都是可以放入飯糰的適當食材，但如果將他們拿去做法式煎魚排，那麼進口的鮭魚可能就不太合適了。特別是，鮭魚皮跟肚子的部分脂肪很多，如果是3周美體瘦身法的話，不能吃喔！日常減肥瘦身法的實踐者也需要避免。

鹹鮭魚・生鮮－適當大小
（可食用部分約100g）

熱量	133kcal
蛋白質	22.3g
脂質	4.1g
碳水化合物	0.1g
適當取量	一塊大小70~80g

3Weeks Diet ○　Daily Diet ○

蝦子

蝦子是低脂肪且高蛋白質的海鮮
蝦種繁多，都便於製作料理

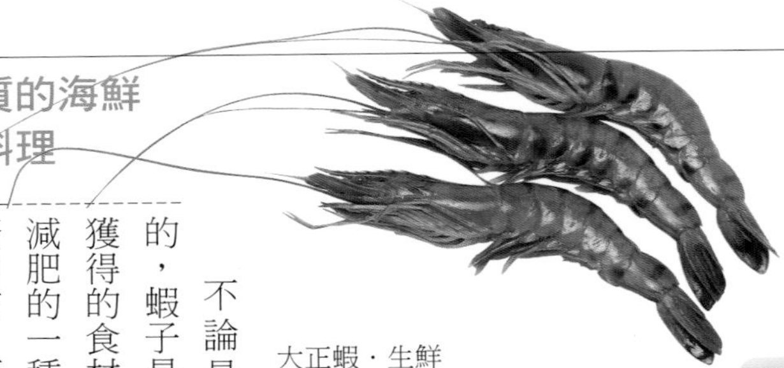

不論是生鮮的或是冷凍的，蝦子是一年四季都很容易獲得的食材，更是很適合瘦身減肥的一種食材。不但具有高蛋白質，而且能讓身體變得健壯，其中富含的牛磺酸更能安定體內的膽固醇。如果是日常瘦身減肥法的實踐者，建議你將蝦子用天然食用油，在不摻其他物質的條件下炸過，然後連殼一起吃，這樣更可以吸收到鈣質的補充喲！

大正蝦・生鮮
（可食用部分約100g）

熱量	95kcal
蛋白質	21.7g
脂質	0.3g
碳水化合物	0.1g

適當取量　斑節蝦、大正蝦、草蝦，一尾30~40g

3Weeks Diet ○

Daily Diet ○

螃蟹

燙螃蟹常當作火鍋裡的食材
在瘦身減肥中，是容易入手的海鮮美味！

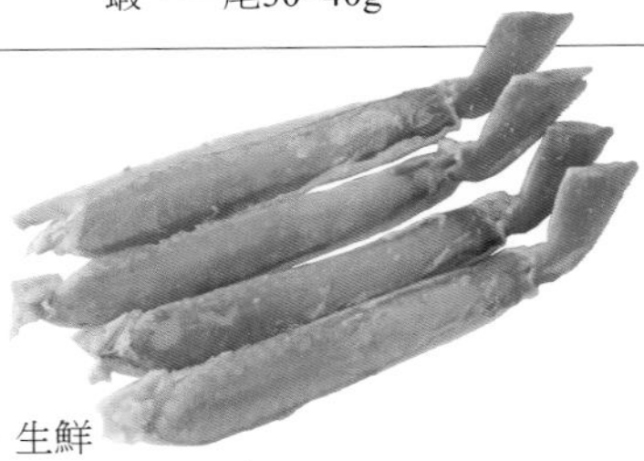

螃蟹肉味道濃郁且相當可口。螃蟹肉的肉質本身是相當有營養價值的食材，同時也是3周美體瘦身法中的極佳食材。但話雖如此，其中的蟹黃卻是脂肪相當多的部分，如果用在日常瘦身減肥法是還可以接受，卻不適用於3周美體瘦身法，請特別注意。不如將味增代替醬油，沾著吃吧！

雪蟹・生鮮
（可食用部分約100g）

熱量	63kcal
蛋白質	13.9g
脂質	0.4g
碳水化合物	0.1g

適當取量　雪蟹（松葉蟹）一隻450g~1kg、帝王蟹的蟹腳一隻180g

3Weeks Diet ○

Daily Diet ○

章魚

章魚富含大量的牛磺酸
可以抑制膽固醇值及血糖值的上昇

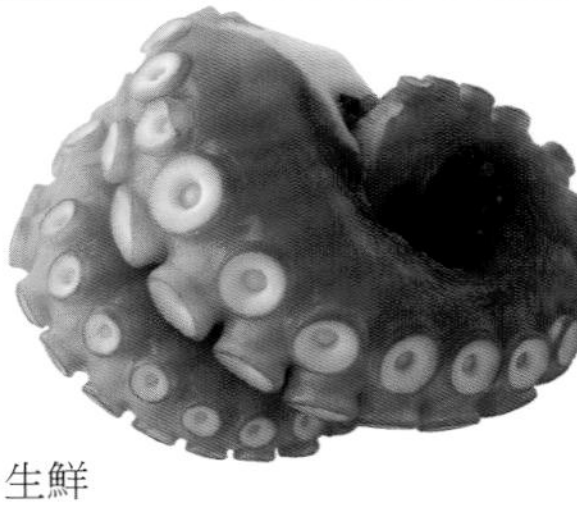

章魚富含大量的牛磺酸，可以抑制膽固醇值上昇。是種高蛋白質、低脂肪的食材。不論是生章魚還是冷凍章魚，都是相當方便的食品。可以用來做醋醃的餐點或是義式生章魚冷盤都很不錯。如果用在日常生活減肥法中，可以跟番茄醬義大利通心麵配著吃，會很適合的。

章魚－生鮮
（可食用部分約100g）

熱量	76kcal
蛋白質	16.4g
脂質	0.7g
碳水化合物	0.1g

適當取量　章魚腳一條150g、短爪章魚1 隻40~50g

3Weeks Diet ○

Daily Diet ○

烏賊

吃烏賊時，可以刺激肚子得到飽食感 所以當肚子有一點餓又不會太餓時，可以吃烏賊裏腹

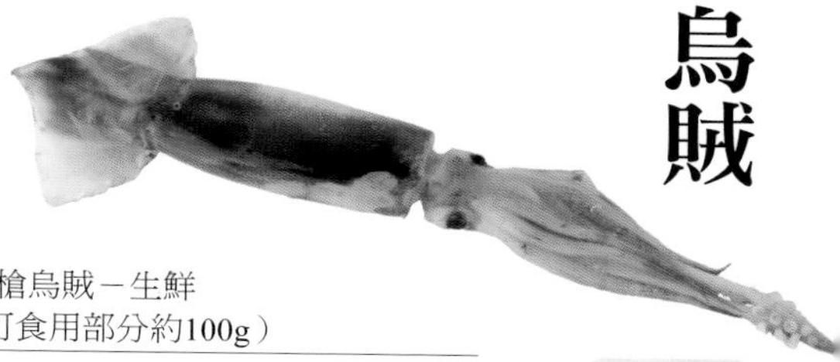

烏賊也具有豐富的牛磺酸，而且吃烏賊帶來的飽食感，會遠比所吃下的實際的量來的大得很多。所以當正餐與正餐之間，肚子只是有點餓時，可以吃點乾燥烏賊裏腹。如果將烏賊拿來做沙拉及烤烏賊時，可以加點海藻或是青海苔進去，可以提昇礦物質及食物纖維的攝取喔！

長槍烏賊－生鮮
（可食用部分約100g）

熱量	85kcal
蛋白質	17.6g
脂質	1.0g
碳水化合物	0.4g
適當取量	中等一隻250~300g、螢火魷1 隻5~15g、乾燥魷魚中等1隻80~100g

3Weeks Diet ○

Daily Diet ○

扇貝肉

扇貝肉能跟檸檬或是柚子等有維他命C的食材搭配食用更好 同時也富含牛磺酸及鋅

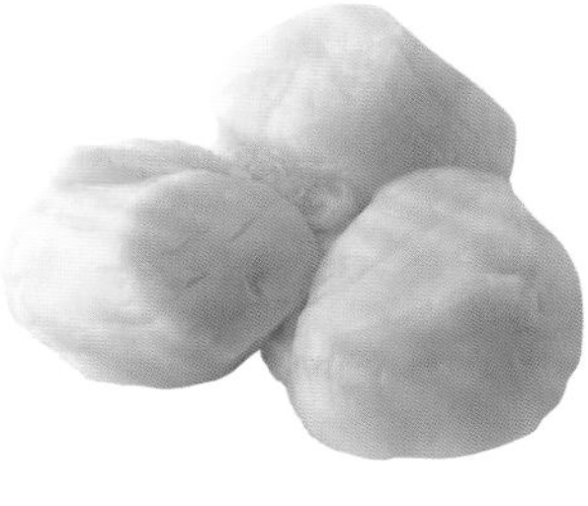

扇貝肉富含牛磺酸及鋅，是隨時可取得的食材。不論人工養殖或是野生的，營養價值差別不大。可以將扇貝肉先行冷凍，需要時再拿出來做冷盤料理或是小湯品都很合適。此外，扇貝肉做成乾燥食品時，一樣能夠得到飽食感，所以在正餐與正餐之間時，建議可以食用乾燥扇貝肉。

扇貝的肉－生鮮
（可食用部分約100g）

熱量	97kcal
蛋白質	17.9g
脂質	0.1g
碳水化合物	4.9g
適當取量	扇貝肉一個30~50g

3Weeks Diet ○

Daily Diet ○

蚵仔

蚵仔的營養價值高，是體內熱量的來源 不過注意避免吃得過量

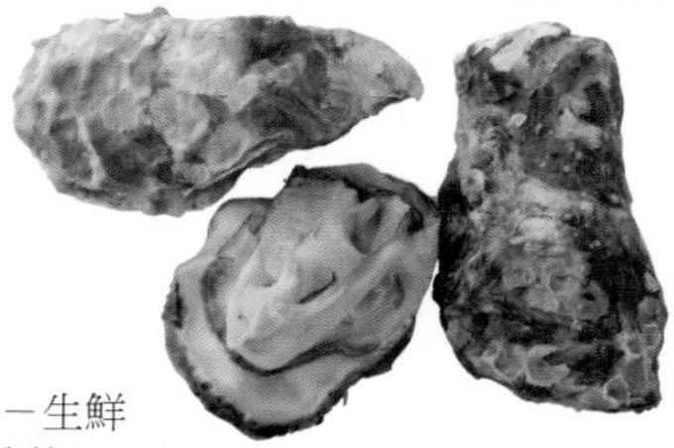

蚵仔的營養價值高，素有「海中牛奶」之稱，富含人體內熱量來源的糖原。此外，也多含維他命及礦物質。請注意，如果是3周美體瘦身法的實踐者，大概只能攝食到100g喔。如果你打算要生吃，最好找可以信賴的店家，挑選新鮮的蚵仔再生吃吧！

養殖的蚵仔－生鮮
（可食用部分約100g）

熱量	60kcal
蛋白質	6.6g
脂質	1.4g
碳水化合物	4.7g
適當取量	蚵仔（帶殼）一個40~50g、蚵仔肉一個8~15g

3Weeks Diet △

Daily Diet ○

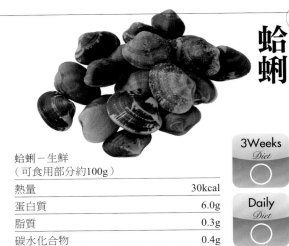

即使是熬煮蛤蜊的湯汁亦充滿了許多的礦物質可以用來增添美味

蛤蜊

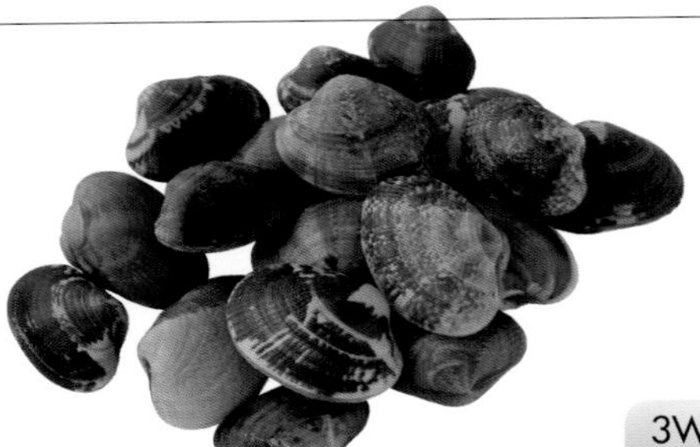

蛤蜊不但卡路里低，而且富含鋅及鐵質等礦物質。不論是攝取含有其湯汁的料理或是簡單純蛤蜊的湯，都能夠吸取到蛤蜊本身所含有的精華。有些蛤蜊料理會加入酒熬煮，只要酒精已經揮發掉的話，3周美體瘦身法的實踐者也是能夠食用的。

蛤蜊－生鮮
（可食用部分約100g）

熱量	30kcal
蛋白質	6.0g
脂質	0.3g
碳水化合物	0.4g
適當取量	10顆80~100g、蛤蜊肉1杯180g

3Weeks Diet ○

Daily Diet ○

由於文蛤富含礦物質及維他命，所以很適合女性食用，可以預防貧血等疾病

文蛤

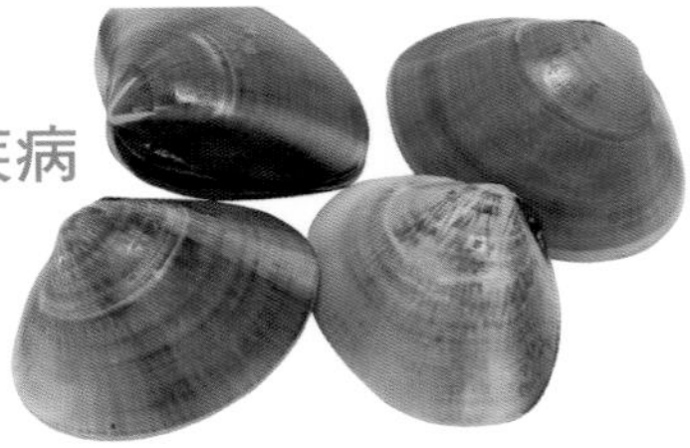

文蛤除了富含礦物質之外，也含有許多的鐵質、葉酸、維他命B_{12}。文蛤的肉比蛤蜊還要大，咬起來有脆口感，也是高蛋白質的食材，但以日式佃煮作法（將小魚、蝦蟹、海藻等跟調味醬一起熬煮的日本食品）則不能吃喔！煮文蛤的湯汁也是口感鮮美，當做清湯好好的品嘗吧！

文蛤－生鮮
（可食用部分約100g）

熱量	38kcal
蛋白質	6.1g
脂質	0.5g
碳水化合物	1.8g
適當取量	1顆30g、文蛤肉1杯200g

3Weeks Diet ○

Daily Diet ○

美 Column

若你正在減肥，那在壽司店裡應該選什麼吃呢？

由於魚類肉質中所含有的脂肪成分是屬於不飽和脂肪酸，所以很多人都會先入為主的想說「那麼壽司應該可以吃，對吧？」。所謂的不飽和脂肪酸，是品質較佳的脂肪，對於生活習慣病的預防，通常有著相當地助益。但是，不飽和「脂肪」酸，它終究是脂肪，就並不是完全好的營養成分。接著來剖析壽司的成分，原則上在製作壽司時，加上米、醋泡飯的調味料等，都會讓醣質驟然上昇。內含料中，海膽跟鮭魚卵是吃不得的，鮪魚肉、幼鰤魚及煮星鰻等也都不能吃。當季的背部發亮魚種也要多多注意，盡量選輕淡的海鮮類才是上策。吃法的話，最好是以生魚片的方式直接生吃較好。

背部會發亮的魚種／青魚

背部會發亮的青魚類，
都含有能抑制中性脂肪的EPA及DHA
厚脂肪部位、皮及內臟請注意不要攝食

這類的魚因為其捕獲的季節影響，「所含的脂肪很多」，但都是屬於能夠抑制生活習慣病等的不飽和脂肪酸，所以可以安心享用。但是還是別忘了，脂肪終究是脂肪。3周美體瘦身法的實踐者們，還是得避免攝食到這些脂肪。用炙燒的方法先將脂肪燒掉，享用時並記得避開高卡路里的皮及內臟。

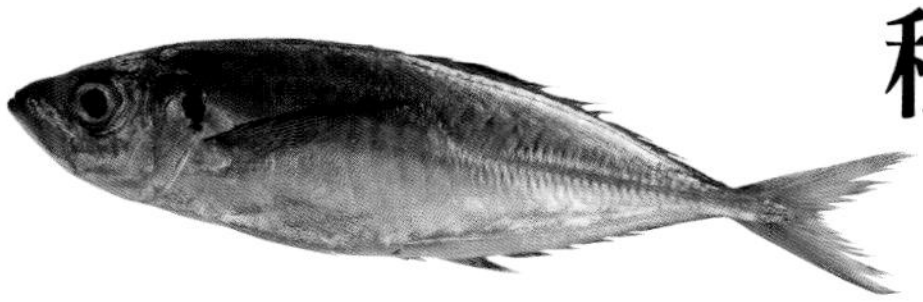

竹筴魚

3Weeks Diet ○　Daily Diet ○

日本竹筴魚－生鮮
（可食用部分約100g）

熱量	121kcal
蛋白質	20.7g
脂質	3.5g
碳水化合物	0.1g

適當取量　日本竹筴魚一條中等大小180g

竹筴魚是春夏到夏季的魚種，在這個時期是脂肪最濃厚的時節。吃法不論是鹽烤、作生魚肉、半敲燒等，就連外食時都是很方便的食材，但是要注意不能吃乾炸的及南蠻醃（指魚肉用蔥及辣椒拌上後，再用三杯醋醃的作法）的喔！

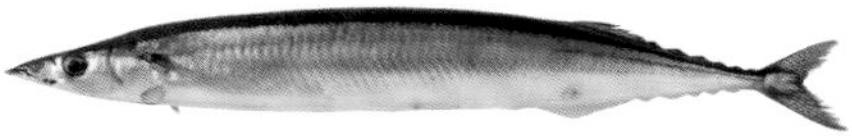

秋刀魚

3Weeks Diet △　Daily Diet ○

秋刀魚－生鮮
（可食用部分約100g）

熱量	310kcal
蛋白質	18.5g
脂質	24.6g
碳水化合物	0.1g

適當取量　中等大小一條120~140g

當季秋刀魚所含的脂肪會很多，所以不適合3周美體瘦身法的實踐者。在日常生活減肥法中，也要注意不要吃皮及內臟，不可以吃用加糖蒲燒的方式烤出來的秋刀魚。放在烤網上，先把脂肪烤掉吧！

鯖魚

3Weeks Diet △　Daily Diet ○

白腹鯖－生鮮
（可食用部分約100g）

熱量	202kcal
蛋白質	20.7g
脂質	12.1g
碳水化合物	0.3g

適當取量　一條，中等大小600g、鹽烤1塊50~60g

鯖魚的脂肪分量多，即使用醋入味也能相當美味。鯖魚脂肪最多的時節不同，白腹鯖的季節是在秋季～冬季、花腹鯖的季節在春季～孟夏之間。如果外食的話，最好是選鹽烤的鯖魚，不要選照燒的或是用味噌煮的較好。

COLUMN

當季的魚通常都鮮嫩美味，不過會美味的原因就是因為富含了許多的脂肪，所以通常無法推薦給在減肥中的人大嘗美味。可是，就算是這樣，想必大家還是會想說「好想吃當季的魚喔！」，對吧！如果這樣的話，就先在腦中算算營養成分，再來攝食。當天想要吃的時候，還是儘量避免攝取到醣質吧！

沙丁魚

3Weeks Diet ○　Daily Diet ○

沙丁魚－生鮮
（可食用部分約100g）

熱量2	17kcal
蛋白質	19.8g
脂質	13.9g
碳水化合物	0.7g

適當取量　沙丁魚，中等大小一條80g、曬乾魚白一杯60~80g

沙丁魚最多脂肪的季節在春季～秋季的這段期間。一般是用來做生魚片、鹽烤及做成魚丸餡料等的魚種。

膽固醇及脂肪都頗高
魚卵是絕對不合適瘦身時吃的食材

魚卵

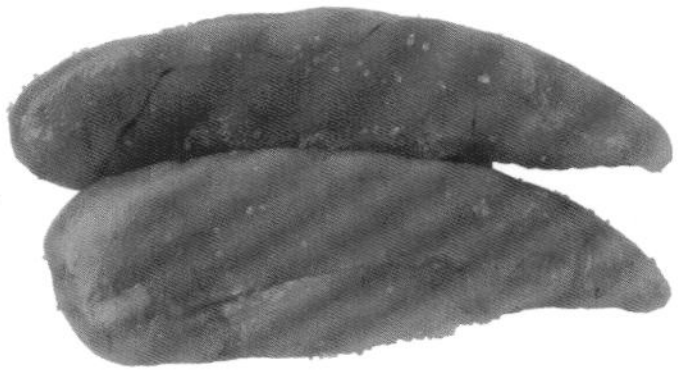

魚卵富含著許多的蛋白質不在話下，也富含著維他命、礦物質、DHA及EPA等的豐富食材。不過，相對的其所含的膽固醇極高、對於有志要甩掉一身贅肉的人來說，可是一項完全不能碰的食物。特別是海鮮蓋飯，常看到在米飯上盛滿了鮭魚卵及海膽，一看到就不由地讓人食指大動，不過小心大意失荊州喔！

鱈魚卵

3Weeks Diet ×　Daily Diet ×

狹鱈的魚卵－生鮮
（可食用部分約100g）

熱量	140kcal
蛋白質	24.0g
脂質	4.7g
碳水化合物	0.4g
適當取量	一塊50g

鱈魚卵是做握壽司的常用食材。其具有許多的維他命，可以防止老化等健康效果。唯一的問題就是膽固醇及鹽的分量太高，這部分對身體不好。

鮭魚卵

3Weeks Diet ×　Daily Diet ×

白鮭魚・鮭魚卵－生鮮
（可食用部分約100g）

熱量	272kcal
蛋白質	32.6g
脂質	15.6g
碳水化合物	0.2g
適當取量	一大匙10g

鮭魚卵可以做成像軍艦卷那樣，具有顆粒狀的咬合感的食品。他是用鹽鮭魚跟鱒魚的卵巢食品，但是脂肪質很高，鹽分也很多，所以還是要控制才行。

海膽

3Weeks Diet ×　Daily Diet ×

海膽－生鮮
（可食用部分約100g）

熱量	120kcal
蛋白質	16.0g
脂質	4.8g
碳水化合物	3.3g
適當取量	一片8~10g

海膽富有維他命、磷、鐵質等豐富的營養素。而且是少數動物性食品中，富有胡蘿蔔素的。特別是對於肌膚乾燥及眼睛疲勞等都有很好的保養效果。

COLUMN

事實上我個人很愛吃海膽。我上面也說了，最好不要吃海鮮蓋飯，但是每半年我還是會吃一碗，當做好好的犒賞一下自己。雖然其中我把泡了醋的飯大約吃了5分之1左右，但是當天除了那個之外，我所有的飲食中，只有將蛋白質做出了調整。培養挑選食材及調理方的眼光是很重要的喔！

鯡魚卵

3Weeks Diet ×　Daily Diet ×

鯡魚・鯡魚卵－生鮮
（可食用部分約100g）

熱量	162kcal
蛋白質	25.0g
脂質	6.7g
碳水化合物	0.2g
適當取量	鹽醃一條20g

鯡魚卵是日本年菜中不可或欠的一項吉祥菜，鯡魚卵是鯡魚的卵。雖然富含著豐富的維他命B12，不過一樣是高膽固醇，不適合瘦身時吃的食材。

星鰻跟泥鰍在減肥中也是可以吃的
蒲燒是甜口的調味料，
所以如果要做蓋飯的話要多注意

長條狀魚

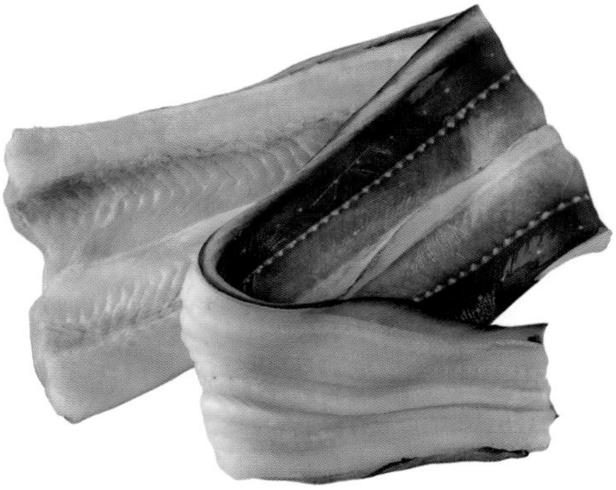

星鰻、泥鰍、鰻魚等日語稱為「長もの（即長條狀魚）」，是強健補身的極佳食材。特別鰻魚是「日本立秋前夕丑之日（炎熱之日）」時，吃了就會精力充沛的必用食材。不過它的脂肪極高，不適合在減肥的人食用。此外，蒲燒星鰻時，也注意要避免使用羅漢果甜味醬等甜口的調味醬喔！

泥鰍

3Weeks Diet ○　Daily Diet ○

泥鰍－生鮮
（可食用部分約100g）

熱量	79kcal
蛋白質	16.1g
脂質	1.2g
碳水化合物	0.0g
適當取量	一條5～10g

泥鰍在日本不是常常能吃到的食材，它具有極高的蛋白質，也有富豐的鈣質，是合適的瘦身食材。但因為口味清淡，在填入調味料時，注意不要使用太多，以免破了功。

星鰻

3Weeks Diet △　Daily Diet ○

星鰻－生鮮
（可食用部分約100g）

熱量	161kcal
蛋白質	17.3g
脂質	9.3g
碳水化合物	0.0g
適當取量	一條50g~150g

如果3周美體瘦身法的實踐者要食用星鰻，請不要用蒲燒的，改用什麼調味料都不加的乾煎法烹調。如果是日常生活減肥法的話，請將米飯的量減縮，讓一餐下來整體的醣質吸收達到平均。

鰻魚

鰻魚－蒲燒
（可食用部分約100g）

熱量	293kcal
蛋白質	23.0g
脂質	21.0g
碳水化合物	3.1g
適當取量	中等大小一條350g、蒲燒一串100g

3Weeks Diet ×　Daily Diet △

鰻魚並不適合做瘦身食材，但是其體內所含有的維他命A、B^1、B^2、E、鈣質及鋅相當地豐富，是營養價值極高的食材。

COLUMN

鰻魚是一種脂肪很多的食材，所以並不適合在減肥中搭配任何食材食用。日本的蒲燒鰻魚飯中的米飯有淋上了許多的醬汁、蒲燒鰻魚卷則用了許多的蛋黃、若是乾煎鰻魚，則吃了後則是會想要配點小酒，樣樣都會破壞瘦身計劃。鰻魚的脂肪相當地厚實美味，面對它時，還是要把持住才行喔！

TOTAL Workout DIET RECIPE

增強吸收食物纖維的菜單

如果飲食開始以蛋白質為主要攝取物時，就有許多人會開始感到容易便祕。特別對女性來說，便祕是美容的大敵，千萬不能任其放肆。所以，我們吃點副菜來增加食物纖維吧！

RECIPE 01

豆子拌茅屋起司沙拉

[1人分]

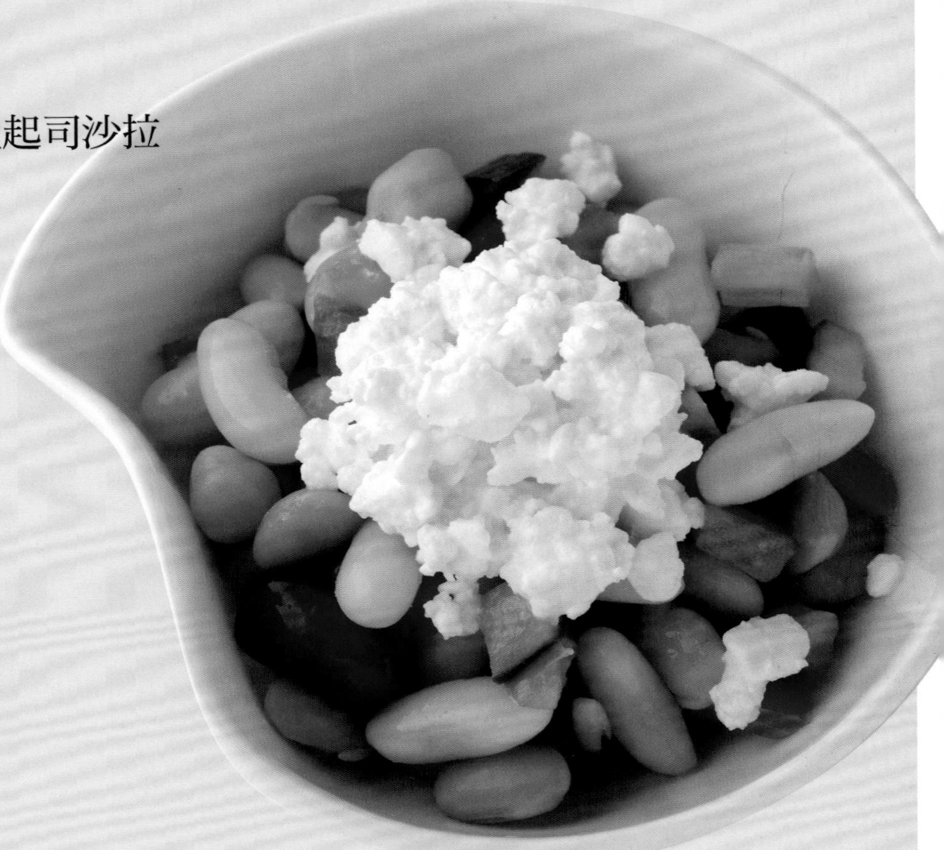

3Weeks Diet ╳　Daily Diet ○

熱量	130kcal
蛋白質	10.5g
脂質	3.0g
醣質	9.0g
食物纖維	6.8g

材料

混合豆　60g
番茄（1cm，切丁）　20g
小黃瓜（1cm，切丁）　20g
西洋芹（1cm，切丁）　10g
茅屋起司　30g
檸檬醬　20cc
A（檸檬醬的材料）
檸檬汁　80cc
薄口醬油　40cc
羅漢果甜味醬　10g
紅椒粉　少許

想要擁有女性專屬的完全曲線，很建議在混合豆上多盛上茅屋起司，這樣就完成了爽口混合豆沙拉了。

[作法]

① 將混合豆先汆燙過。
② 將❶跟番茄、小黃瓜、西洋芹和檸檬醬一起攪拌。
③ 放在容器裡，然後再盛上茅屋起司即可。

RECIPE 02

羊栖菜拌蘿蔔嬰沙拉

[1人分]

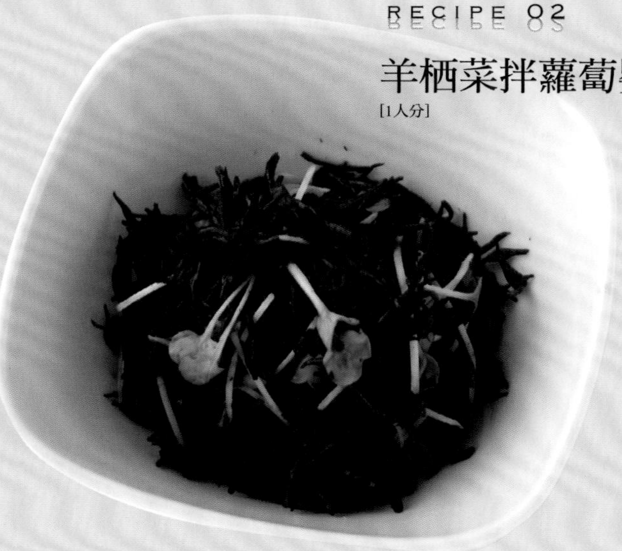

3Weeks Diet ○　Daily Diet ○

熱量	42kcal
蛋白質	2.8g
脂質	0.3g
醣質	3.6g
食物纖維	6.9g

材料

煮羊栖菜　10g
A（煮羊栖菜的材料）
羊栖菜（泡水）　100g
瘦身用蕎麥麵沾醬[※1]　50cc
蘿蔔嬰　20g

煮羊栖菜是一種能夠預先做好保存的簡單菜餚。不論是和雞柳和在一起，或是灑在米飯上，都能輕易地吸收到食物纖維。

[作法]

① 先做好煮羊栖菜。將羊栖菜泡水洗淨，然後放在篩子上濾水。接著再放入鍋子裡，用蕎麥麵沾醬燉。
② 將❶跟蘿蔔嬰和在一起後，放到盤子裡。

埃及國王菜是一種只要汆燙過就可以完成的簡單料理。菜季是夏季，先把菜都切過，以便在汆燙後使其產生粘性，這道菜可以冷凍下來保存，相當方便。

Daily Diet ○　3Weeks Diet ○

熱量	33kcal
蛋白質	3.4g
脂質	0.3g
醣質	1.1g
食物纖維	3.5g

RECIPE 03

汆燙埃及國王菜

[1人分]

材料

埃及國王菜　1束
鹽　少許
瘦身用蕎麥麵沾醬[※1]　少許
柴魚片　少許

[作法]

① 將埃及國王菜放入加鹽的開水裡汆燙過，撈出來後，再切成2公分左右的大小。
② 將❶沾蕎麥麵沾醬入味，再盛到盤子裡，然後灑上柴魚片即可。

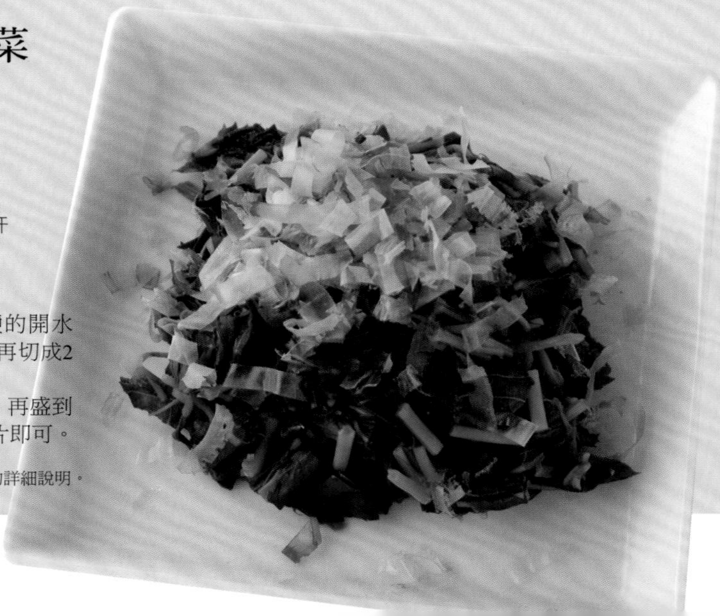

※1瘦身用蕎麥麵沾醬請見140頁的詳細說明。

海藻類及乾燥食品是增加礦物質及食物纖維攝取的極佳配方

Seaweed

海藻類・乾燥食品

關於TW式美體瘦身法的實踐，由於主要是以蛋白質的吸收為主，往往因為控制碳水化合物的攝取，到頭來會造成食物纖維不足的窘境。而食物纖維一旦不足，就會容易造成便祕，老廢物無法排出體外，肌膚也會變得很差。因此，海藻類能補強這個「美中不足」，海藻類是熱量雖然低，但醣質及脂肪相對也低，而且能夠吸收到豐富礦物質及食物纖維的食材。不過，海藻類充其量只能當做配菜來吃而已，終究無法填飽肚子，所以要減肥的話，不能夠只吃海藻類來硬撐。另外，腸胃不好的人，如果吃了太多海藻類的食材，也是會造成消化不良的，請注意喔！

裙帶菜

裙帶菜的食材本質具有水溶性食物纖維所擁有的滑溜感適用於減肥餐點裡

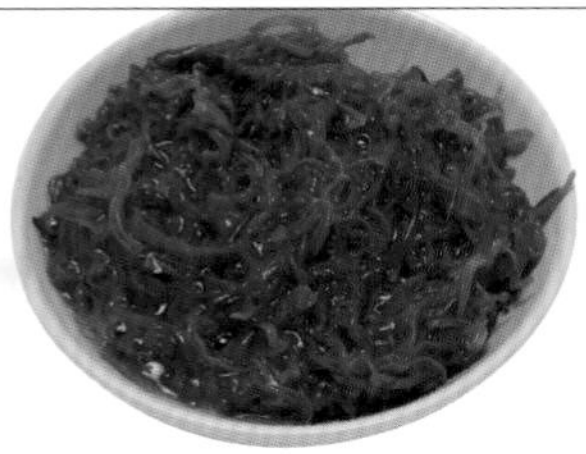

裙帶菜是「海帶芽的根部部分」，即海帶芽生殖細胞的集中之處。其水溶性食物纖維即來自其獨特的滑溜感。可以買一包小包的裙帶菜回來，然後放入湯裡，或是跟秋葵及蛋白攪拌在一起，都會是很好的飲食選擇。

裙帶菜－生鮮（可食用部分約100g）

熱量	11kcal
蛋白質	0.9g
脂質	0.6g
醣質	0.0g
食物纖維	3.4g
適當取量	1包50～150g

3Weeks Diet ○ Daily Diet ○

羊栖菜

羊栖菜富含食物纖維是種可以先作起來保存的瘦身食材

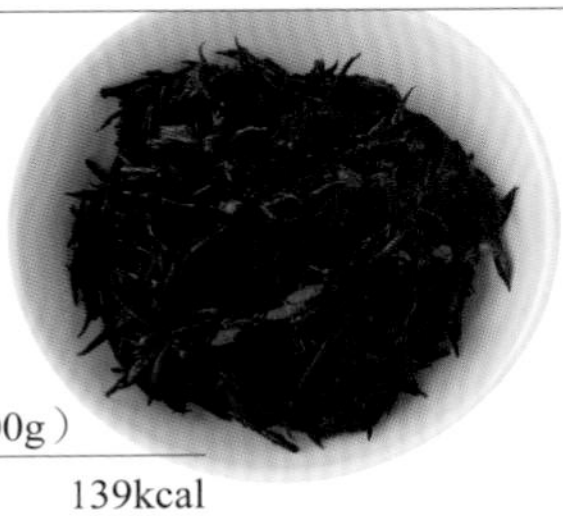

羊栖菜所含的礦物質很多，食物纖維也很豐富，是絕佳的減肥瘦身食材。但是，其所含的蛋白質終究不足，只能搭配做為配菜使用。將乾燥的羊栖菜放入水中，輕輕水煮使其入味，再撈起飾入沙拉及醋泡食品搭配食用即可。

乾燥羊栖菜（可食用部分約100g）

熱量	139kcal
蛋白質	10.6g
脂質	1.3g
醣質	12.9g
食物纖維	43.3g
適當取量	乾燥羊栖菜一大匙5g、一杯50g

3Weeks Diet ○ Daily Diet ○

海蘊

海蘊是很容易變成乾巴巴的一種海藻所以在做瘦身餐時，要讓它變回滑溜滑溜

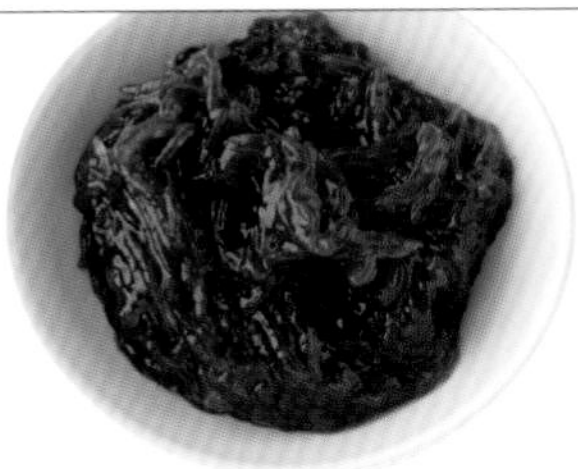

自冬季一直到春季這一段期間的海蘊，會有滑溜滑溜感，是口感具有魅力的食材。雖然他所含的卡路里很低，但是所含的食物纖維也不多。所以在瘦身減肥中，可以放入湯裡搭配、或是泡醋食用，這樣的話，不但食材能具有滑溜滑溜感，而且口感也能變得清爽好吃。

鹽醃海蘊－脫鹽（可食用部分約100g）

熱量	4kcal
蛋白質	0.2g
脂質	0.1g
醣質	0.0g
食物纖維	1.4g
適當取量	1包50～150g

3Weeks Diet ○ Daily Diet ○

昆布

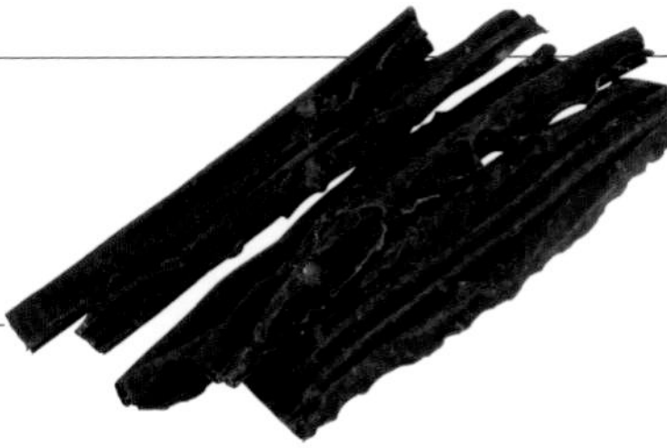

昆布是種本身就有美味的食材富含麩氨酸，但要注意日式佃煮的吃法

昆布所含的食物纖維、鐵質、鈣質都很豐富。昆布裡所含的麩氨酸富含讓食材變得美味的成分，不論是煮湯或是鍋類料理的高湯都很合適。但是如果是3周美體瘦身法的實踐者，要注意不能吃用醬油及砂糖等熬的昆布佃煮。日常瘦身減肥法的實踐者也要注意，少量進食還可以，大量就不行了。

三石昆布（日高昆布）－曬乾
（可食用部分約100g）

熱量	153kcal
蛋白質	7.7g
脂質	1.9g
醣質	29.9g
食物纖維	34.8g
適當取量	10cm切狀1塊10g

3Weeks Diet ○　Daily Diet ○

薄削昆布（薯蕷昆布）

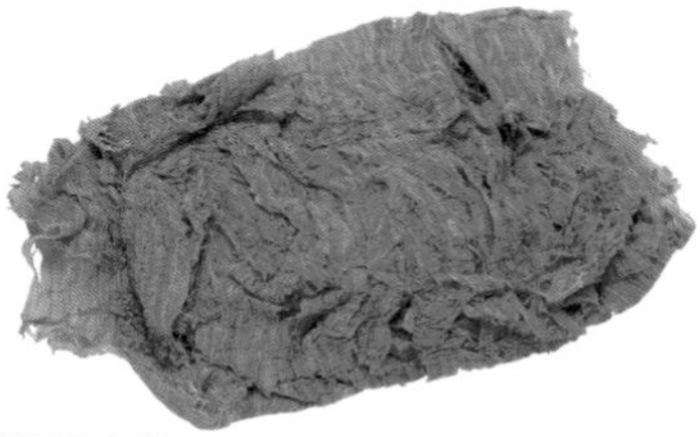

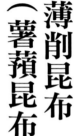

食用昆布可以攝取減肥時容易缺乏的膳食纖維

將昆布的表面削薄，就可以做成許多種不同薄削昆布。昆布是可以直接生吃的食材，亦能攝取到大量的食物纖維。所以做成瘦身料理也是不錯的選擇。昆布美味可口，可以跟清淡的白肉魚等搭配食用，或跟沙拉搭配也很合適。

削薄昆布片
（可食用部分約100g）

熱量	117kcal
蛋白質	6.5g
脂質	0.9g
醣質	22.0g
食物纖維	28.2g
適當取量	一大湯匙2g

3Weeks Diet ○　Daily Diet ○

柴魚片

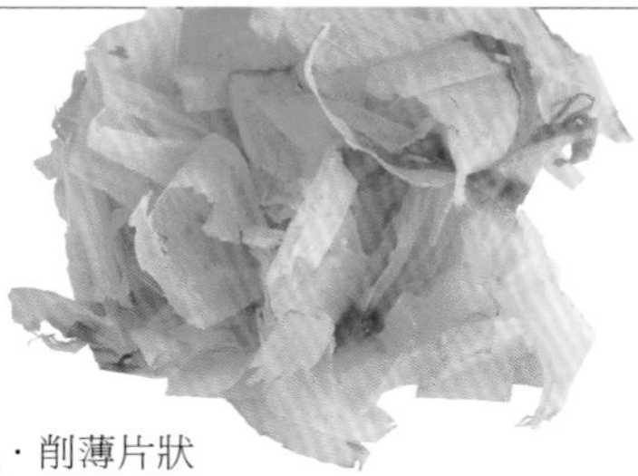

柴魚片的蛋白質很高，口感也很美味最適合擺在餐點裡做配菜

柴魚片是將柴魚的頭、魚鰭、腹部等脂肪多的部分切除掉後，再削成三片以上，並進行加工而成的。這樣削出來的柴魚片，美味可口並且香味濃郁，最適合與蔬菜及白肉魚拌在一起食用。我個人則也喜歡將柴魚片放在柴魚半敲燒的這道菜上面。

柴魚・削薄片狀
（可食用部分約100g）

熱量	351kcal
蛋白質	75.7g
脂質	3.2g
醣質	0.4g
食物纖維	0.0g

3Weeks Diet ○　Daily Diet ○

海帶芽

海帶芽卡路里低且富含纖維質 是一般人都吃得很習慣的海藻類食材， 用來泡醋及做成沙拉都很不錯

海帶芽是低卡路里且富含食物纖維的極佳瘦身食材。海帶芽有助於預防高血壓及抑制肥胖發生的效果。不過，如果只吃海藻沙拉是無法達到瘦身成效的。將它泡醋或做成湯品的佐料，使其成為蛋白質來源之一的小菜吧。

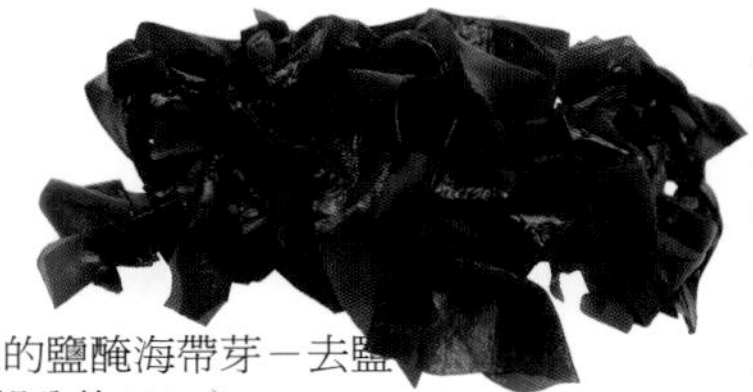

燙過除味的鹽醃海帶芽－去鹽
（可食用部分約100g）

熱量	11kcal
蛋白質	1.7g
脂質	0.4g
醣質	0.1g
食物纖維	3.0g

適當取量　乾燥海帶芽一把（團）6g

3Weeks Diet	Daily Diet
○	○

海苔

海苔的口感好，相當美味 是什麼樣都容易搭配的食材， 具有提升其他食材美味的極佳功能

海苔富有蛋白質、食物纖維、維他命等，是種營養價值高的瘦身食材。我個人也很愛吃，常常用海苔將蔬菜、肉類、水鮮類等食品捲起來，然後沾醬油吃。因為他具有美味的食感，所以搭配清淡的食材也會幫助多提升了味道。而且，放進湯品裡也一樣會很好吃喔！

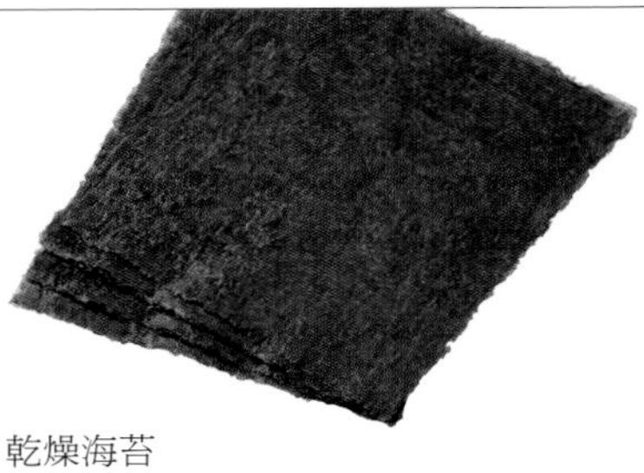

甜海苔・乾燥海苔
（可食用部分約100g）

熱量	173kcal
蛋白質	39.4g
脂質	3.7g
醣質	7.5g
食物纖維	31.2g

適當取量　曬乾的海苔一片2～3g

3Weeks Diet	Daily Diet
○	○

寒天

瘦身中想要來點甜甜的口感時 寒天總是讓妳安心甜口又能瘦

寒天是將石花菜等紅藻類的粘質部分冷凍之後，再乾燥化的食材。卡路里幾乎等於零，如果在瘦身中受不了想吃甜食的時候，就將乾燥寒天及粉末溶解開，使其冷卻固化後，再混入抹茶或羅漢果甜味醬裡。此外，搭配用寒天、海苔及醬油製作出來的果凍吃生肉片的話，也是不錯的選擇。

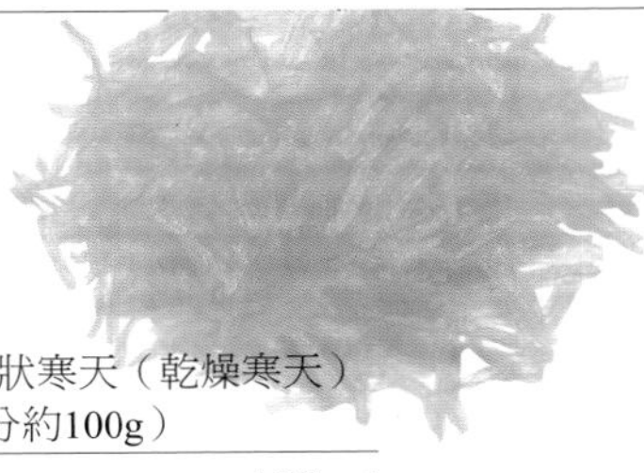

石花菜・條狀寒天（乾燥寒天）
（可食用部分約100g）

熱量	154kcal
蛋白質	2.4g
脂質	0.2g
醣質	0.0g
食物纖維	74.1g

適當取量　涼粉一包50～200g、條狀寒天1條7～10g

3Weeks Diet	Daily Diet
○	○

當季的湯品料理

接下來介紹以當季的食材所做出高蛋白質的湯品料理。想要縮減小腹時，不要都不吃，最少喝點湯一樣會有效。但是接下來也有些料理不適合3周美體瘦身法的實踐者，請多多注意。

RECIPE 01

春季蔬菜雞湯 [1人分]

適合春季的湯品

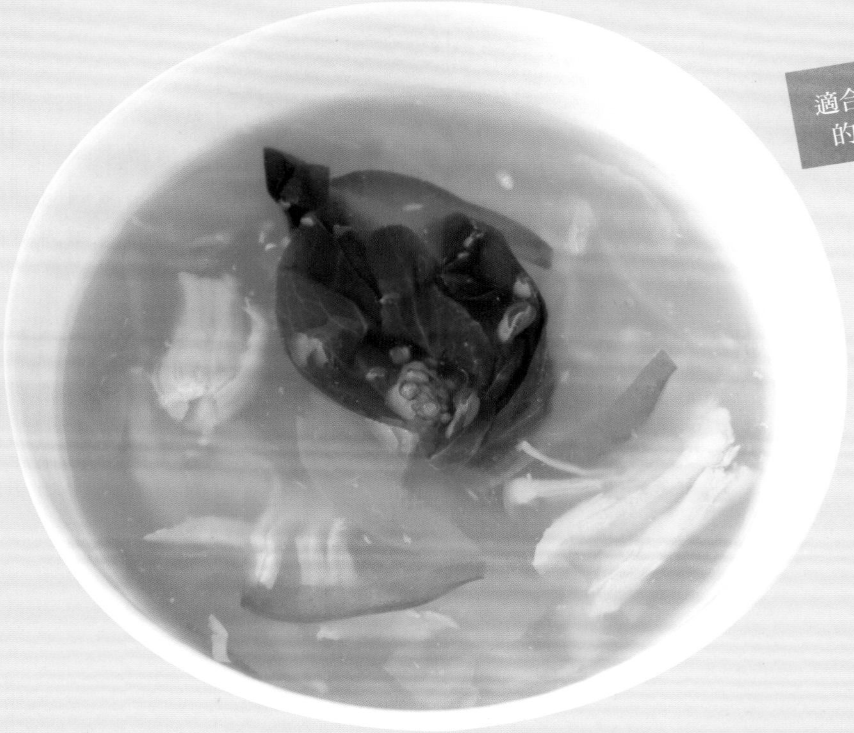

這道菜是用油菜、西洋芹及高麗菜等春季當季的蔬菜所熬製的雞湯，能提高免疫力，讓身體恢復元氣。

3Weeks Diet	Daily Diet
○	○

熱量	75kcal
蛋白質	12.2g
脂質	0.8g
醣質	3.0g
食物纖維	2.3g

材料

洋蔥（薄切） 10g
紅蘿蔔（切絲） 5g
西洋芹（薄切） 10g
高麗菜（切絲） 30g
甜椒（薄切） 5g
油菜（3cm長度） 30g
雞柳（蒸）※1 30g
雞高湯 180cc
鹽 少許
椒椒 少許

[作法]

① 將雞柳剝成條狀。
② 將洋蔥、紅蘿蔔、西洋芹、高麗菜、鹽、少許的水放入鍋裡，用小火將料炒熟到透。
③ 將❶混入雞高湯煮沸後，再將甜椒、油菜及❷放入調味即可。

※1 關於蒸雞柳的介紹請見p.41。

適合夏季的湯品

RECIPE 02

蛋白質青蒜馬鈴薯濃湯 [1人分]

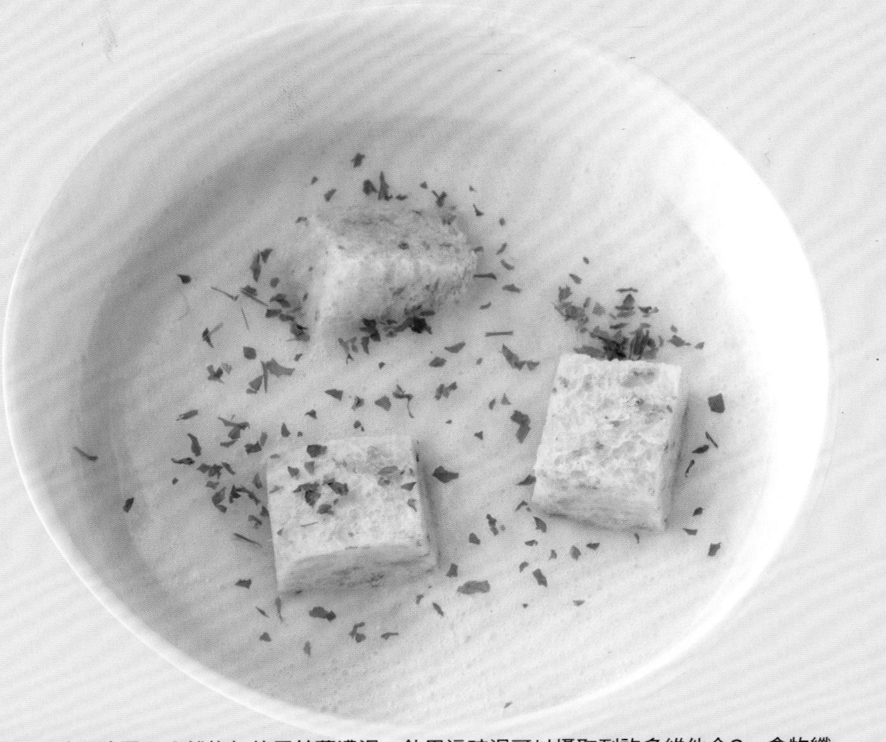

這道菜是內含WPI（乳清蛋白分離物）的馬鈴薯濃湯。飲用這碗湯可以攝取到許多維他命C、食物纖維及蛋白質。

3Weeks Diet ╳　Daily Diet ○

熱量	164kcal
蛋白質	24.4g
脂質	0.4g
醣質	15.5g
食物纖維	1.0g

材料

馬鈴薯（薄切／浸在水裡） 50g
洋蔥（薄切） 20g
高湯 100cc
零脂肪牛奶 100cc
鹽 少許
椒椒 少許
WPI（蛋白乳清粉）※2 20g

[作法]

① 將馬鈴薯、洋蔥、鹽、少許的水放入鍋內，用小火將料炒過炒熟到透，再放入清湯塊燉。
② 將鍋放在溼毛巾上並在四周加冰水退熱後，再稍稍地調味入味，放進果汁機裡打。
③ 將❷冷卻之後，再跟零脂肪牛奶、蛋白乳清粉打在一起調味即可。

※2 所謂的WPI乳清蛋白粉（Whey Protein Isolate），是以牛奶為原料製作的乳清蛋白食品。具有凝固作用，一般可以讓湯欠芶並增加濃郁味道使用。

RECIPE 03

秋季鮮菇湯 [1人分]

適合秋季的湯品

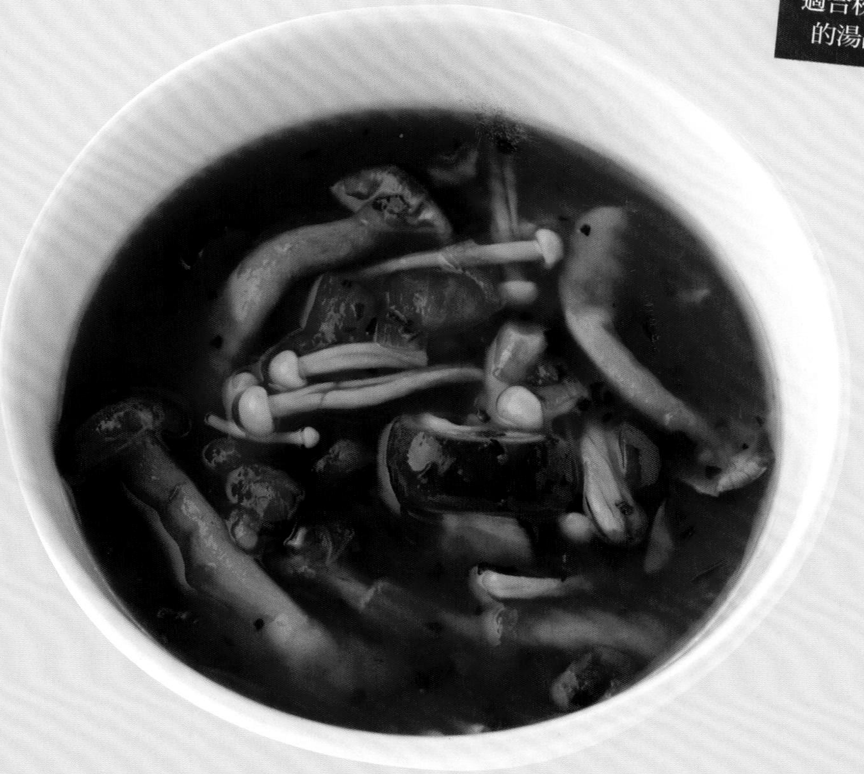

這道湯品是充滿番茄味的鮮菇湯。由於本身所含的蛋白質不多，所以通常都是跟魚、肉等主食一起搭配著食用。

3Weeks Diet ○ Daily Diet ○

熱量	51kcal
蛋白質	4.8g
脂質	0.3g
醣質	6.9g
食物纖維	2.5g

材料

香菇　10g
鴻喜菇　20g
金針菇　10g
洋蔥（薄切）　10g
紅蘿蔔（薄切）　5g
西洋芹（薄切）　5g
番茄醬※3　60g
清湯塊　180cc
鹽　少許
胡椒　少許

[作法]

① 將洋蔥、紅蘿蔔、西洋芹、鹽巴及少許的水放入鍋裡，用小火將食材炒熟到透。
② 將菇類、番茄、清湯塊放入鍋內，煮開之後調味即可。

※3 有關於番茄醬的說明，請看第140頁的介紹。

適合冬季的湯品

RECIPE 04

美式蚵仔巧達濃湯 [1人分]

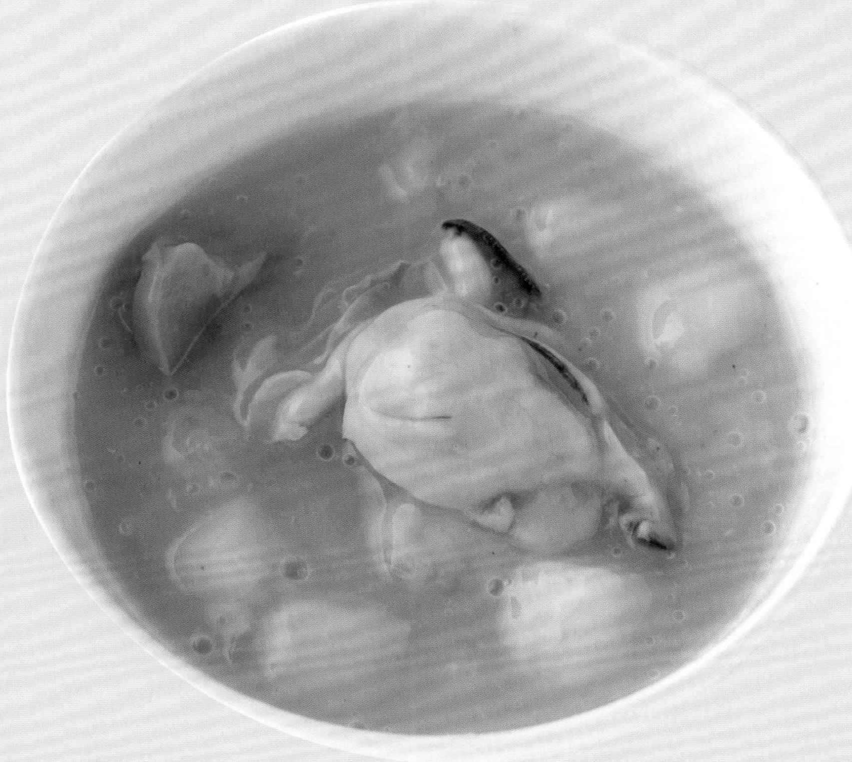

這道湯品裡可以品嘗到熱騰騰又鬆軟的的馬鈴薯及蚵仔的美味，是冬季對身體極佳的一道湯品。可以加入零脂肪牛奶讓口感更加溫和。

3Weeks Diet	Daily Diet
╳	○

熱量	163kcal
蛋白質	12.9g
脂質	1.6g
醣質	21.1g
食物纖維	0.9g

材料

蚵仔（冷凍亦可） 3顆
洋蔥（薄切） 20g
馬鈴薯（1cm，切丁） 30g
洋蘑菇（薄切） 10g
白酒 15cc
零脂肪牛乳 150cc
水 50cc
日式太白粉（與水融合） 3g
鹽 少許
胡椒 少許

[作法]

① 將洋蔥、鹽、少許的水放入鍋裡，用小火將食材炒熟到透後，再放入馬鈴蘿下去炒。
② 將蚵仔及洋蘑菇加入後開小火，再倒入白酒。
③ 將零脂肪牛乳、水放入鍋內煮開，再調味並倒入日式太白粉欠芶即可。

蔬菜是能夠襯出新鮮食感的副菜類

Vegetable

蔬菜－1

葉菜類・莖菜類

與一般最重視壓制卡路里的其他減肥瘦身料理比較起來，一定很多人會覺得TW式美體瘦身料理中的蔬菜量實在是少了一點。那是由於TW式美體瘦身料理強調的重點在提昇身體的代謝能力，所以並不是要大家把蔬菜及沙拉塞得滿肚都是，而是建議從富含蛋白質的食材優先攝食。當然，攝食富有維他命、礦物質、食物纖維的蔬菜也是很重要的，他們可以在食用肉跟魚的同時成為提昇主菜食用價值的重要配菜角色，因此也可以收容到你的菜單裡。特別是葉菜類或莖菜類，是帶有新鮮口感的食材。以汆燙沾醬及沙拉的方式，作出美味的副菜料理吧！

菠菜

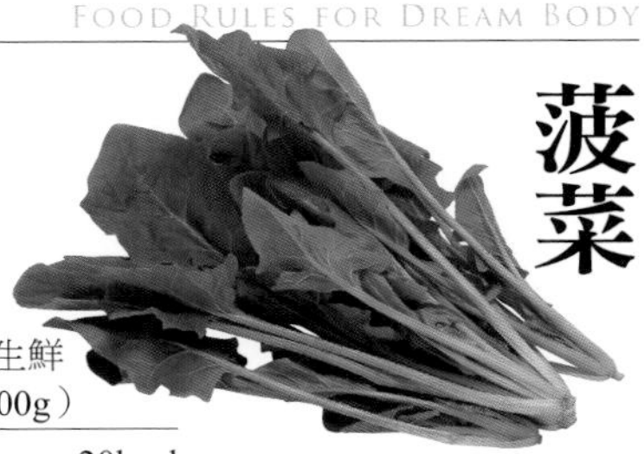

菠菜所含的醣質少，是維他命、礦物質補給來源的葉菜類蔬菜

冬季的菠菜富有維他命C、鐵質，而且具有美味的口感。如果本身是貧血及忙碌的外食族，可以將汆燙過的菠菜切成小分，然後冷凍保藏，這樣隨時要吃都可以。菠菜本身的營養價值頗高，是在瘦身減肥也可以不必忌口的黃綠色蔬菜。

菠菜・葉菜類－生鮮
（可食用部分約100g）

熱量	20kcal
蛋白質	2.2g
脂質	0.4g
醣質	6.3g
食物纖維	2.8g
適當取量	1株30g、一束300g

3Weeks Diet ○　Daily Diet ○

小松菜

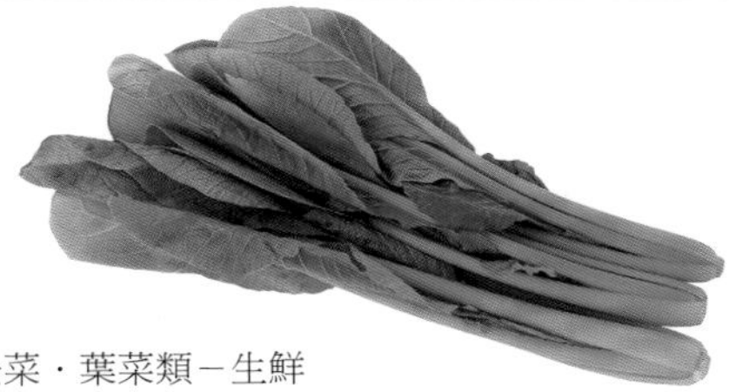

小松菜是富含鈣質的葉菜類蔬菜，不但適合瘦身減肥時攝食，攝食後更可以預防骨質疏鬆症及貧血

小松菜富含鈣質、維他命C、維他命K及鐵質。是能夠預防骨質疏鬆症及貧血的蔬菜。不但沒有蔬菜的澀味，而且簡單燙一下就能吃了，可以做汆燙沾醬等料理。可以把小松菜跟雞胗拌在一起等方式積極食用，就能把小松菜的口感發揮到達極限。

小松菜・葉菜類－生鮮
（可食用部分約100g）

熱量	14kcal
蛋白質	1.5g
脂質	0.2g
醣質	0.5g
食物纖維	1.9g
適當取量	中等1株40～50g、一束300g

3Weeks Diet ○　Daily Diet ○

日本茼蒿

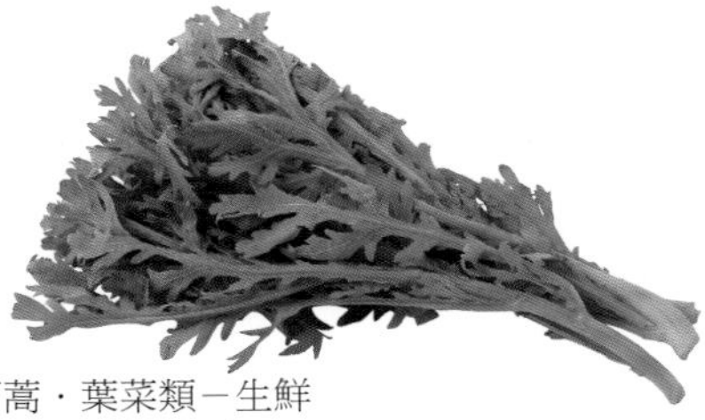

日本茼蒿很適合在壓力過度、產生貧血、腸胃不適的時候食用

日本茼蒿富含維他命A、維他命E及維他命K。是日本鍋類料理裡不可或缺的必備蔬菜。近來，也因為葉的部分較為嫩質，所以開始成為沙拉的一部分出現在市面上。因為日本茼蒿頗富鐵質、鈣質及葉酸，所以很適合在生理期前後的女性及壓力過度的人食用。

日本茼蒿・葉菜類－生鮮
（可食用部分約100g）

熱量	22kcal
蛋白質	2.3g
脂質	0.3g
醣質	0.7g
食物纖維	3.2g
適當取量	一束200g

3Weeks Diet ○　Daily Diet ○

埃及國王菜

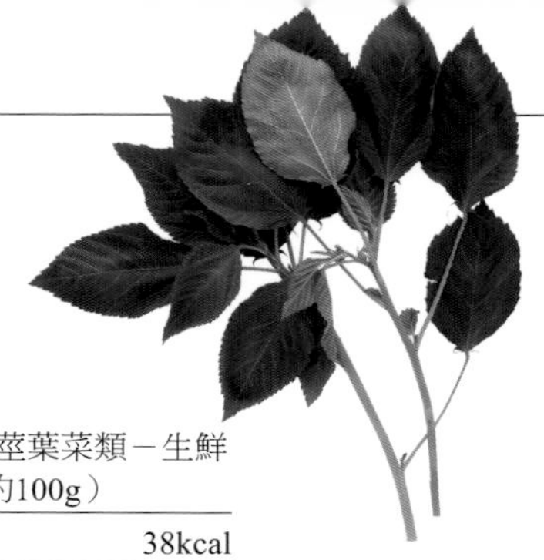

埃及國王菜具有黏性及維他命等是營養價值極高的夏季蔬菜，可以將葉子切細放入湯品及沙拉中

埃及國王菜顧名思義是埃及土生土長的蔬菜。菜本身的黏性成分裡所有的黏液素，具有預防糖尿病的功率，他減緩腸胃的消化吸收，讓血糖值的攀昇趨於穩定。同時也具有豐富的維他命、礦物質等，是美體瘦身料理中不可或缺的食材之一。

埃及國王菜・莖葉菜類－生鮮（可食用部分約100g）

熱量	38kcal
蛋白質	4.8g
脂質	0.5g
醣質	0.4g
食物纖維	5.9g
適當取量	1袋100g、一根10g

3Weeks Diet ○　Daily Diet ○

西洋芹

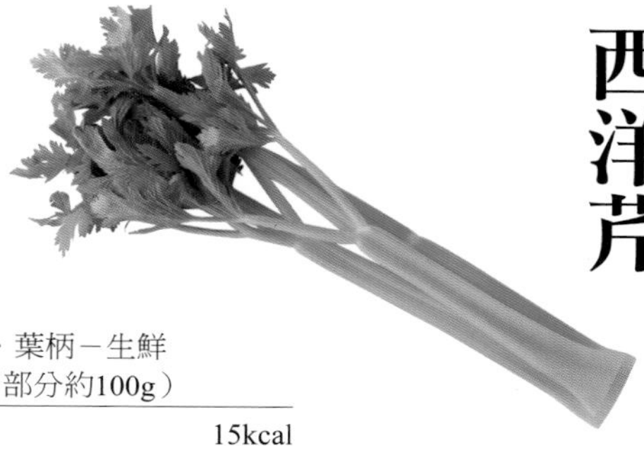

西洋芹所瀰漫出的清香能解消一般人在瘦身減肥中的不安及焦慮

西洋芹散發出的濃郁香味，往往讓人感到印象深刻。這香味的成分稱之為芹菜油，具有解消焦慮及失眠等效果。可以將它切成骰子狀做成沙拉，或是放到湯品裡都能美味可口。活用西洋芹的香味，可以讓你在美體瘦身中更加的食指大動。

西洋芹・葉柄－生鮮（可食用部分約100g）

熱量	15kcal
蛋白質	1.0g
脂質	0.1g
醣質	1.7g
食物纖維	1.5g
適當取量	1根100g

3Weeks Diet ○　Daily Diet ○

青江菜

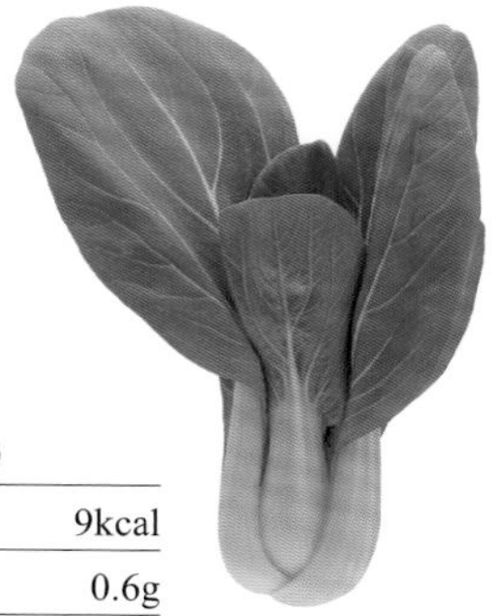

青江菜清淡的口感獨具風味，是一種能補給人體鈣質及鐵質的黃綠色蔬菜

青江菜咬起來脆脆的，而且味道清淡。是一種富有鈣質及鐵質等礦物質高的黃綠色蔬菜。跟稍微曬乾的蘑菇及魚食材一起吃的話，有助於充份地吸收到鈣質。此外，青江菜不太會有苦味，料理前不必先除味就可以直接使用。

青江菜・葉類－生鮮（可食用部分約100g）

熱量	9kcal
蛋白質	0.6g
脂質	0.1g
醣質	0.8g
食物纖維	1.2g
適當取量	1根100g

3Weeks Diet ○　Daily Diet ○

白菜

白菜是種味道清淡且低卡路里的蔬菜可以生吃，或是放入鍋類料理，也很美味。是冬季必吃的可口蔬菜

低卡路里的白菜是鍋類料理裡一定看得到的蔬菜。其本身大家都知道營養成分極高的蔬菜之外，其中又以水溶性的營養素居多，所以如果放進鍋類料理或是湯品中，可以吸收到更多他所溶解出來的營養。一般來說，白菜的維他命C都是集中在外側的菜非及白菜心的部分。

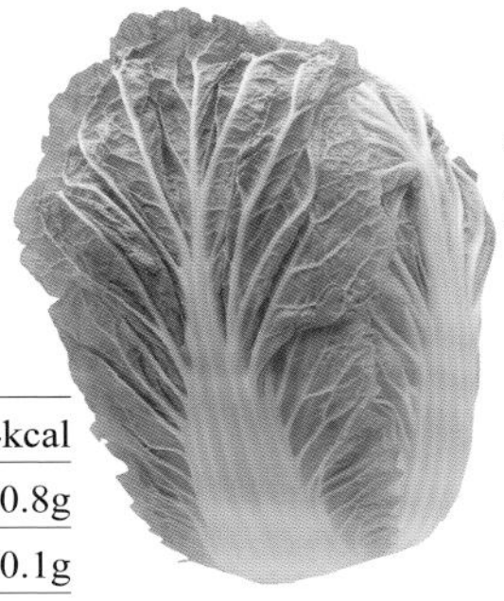

白菜－生鮮（可食用部分約100g）

熱量	14kcal
蛋白質	0.8g
脂質	0.1g
醣質	1.9g
食物纖維	1.3g
適當取量	中等大小一株1～1.5kg、葉子一片100g

3Weeks Diet ○　Daily Diet ○

水菜

水菜是種富有維他命及礦物質的黃綠色蔬菜之一

水菜是一種富含胡蘿蔔素的黃綠色蔬菜。生吃也是不錯的，不過我建議先汆燙過後再沾醬食用。在吃小火鍋時，如果將豬肉燙後，再撈起來包著水菜等方法吃，能夠將豬肉中的維他命B群提昇，對於均衡的營養有極大的助益。

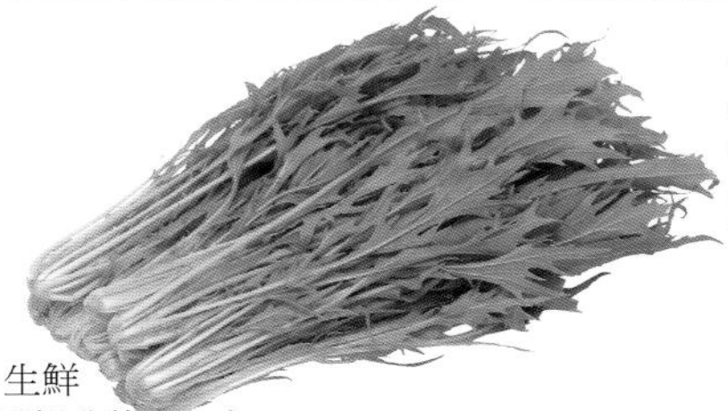

水菜－生鮮（可食用部分約100g）

熱量	23kcal
蛋白質	2.2g
脂質	0.1g
醣質	1.8g
食物纖維	3.0g
適當取量	中等一株1kg

3Weeks Diet ○　Daily Diet ○

萵苣

萵苣有鮮嫩的魅力口感但如果要配合醬料食用時，只能使用無油的醬料

萵苣有迷人的脆口感，本身的量、醣質都低，不但可以安心食用，也可以讓美體瘦身的料理中，增添鮮嫩的口感。但是要注意的是，如果要配合醬料食用，一定要選用無油的醬料。挑選萵苣時，葉子的捲曲度較為平緩且柔軟的會比較好吃。

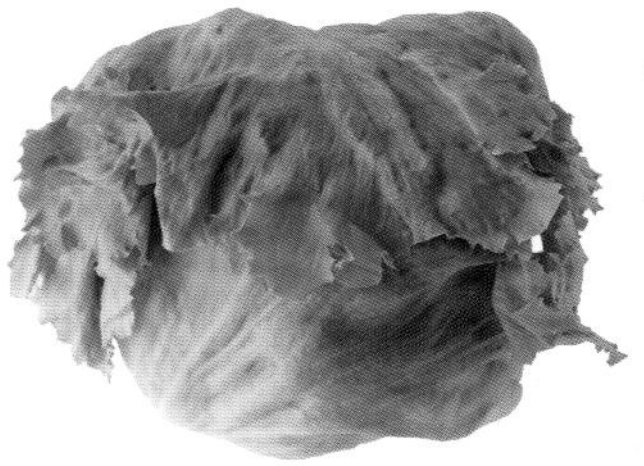

萵苣－生鮮（可食用部分約100g）

熱量	12kcal
蛋白質	0.6g
脂質	0.1g
醣質	1.1g
食物纖維	1.7g
適當取量	一顆300～400g

3Weeks Diet ○　Daily Diet ○

Vegetable

高麗菜

高麗菜富含維他命C跟U，所以是疲累腸胃的最佳拍擋

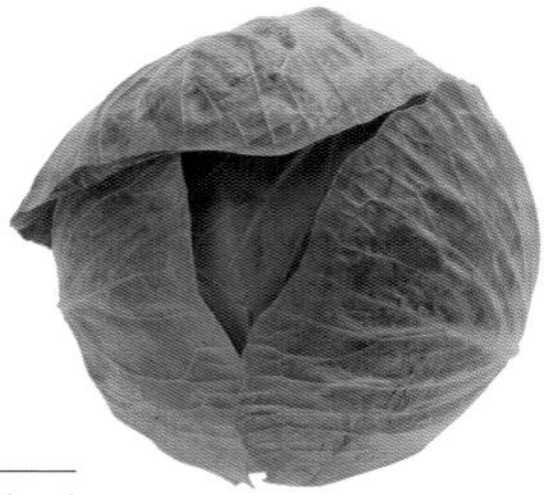

高麗菜的纖維質極高，想要整腸健胃的人可以常吃。它含有維他命C，及能夠守護胃粘膜的維他命U。在日本春季及夏秋季出產的高麗菜可以做成沙拉或是短時間的醃菜，冬季出產的高麗菜因為不容易煮散，所以很建議做成煮高麗菜捲來食用。

高麗菜－生鮮
（可食用部分約100g）

熱量	23kcal
蛋白質	1.3g
脂質	0.2g
醣質	3.4g
食物纖維	1.8g

適當取量 葉子一片50～100g、中等大小的一顆1kg

3Weeks Diet ○ Daily Diet ○

蘆筍

4月到6月出產的蘆筍是當季最好的，具有消除壓力、消除疲勞效果的黃綠色蔬菜

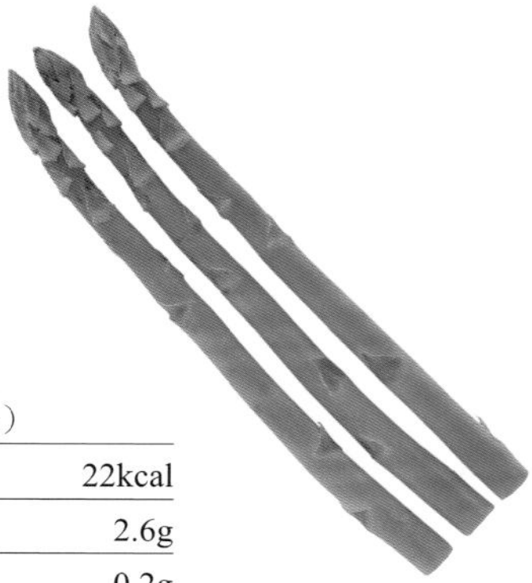

由於蘆筍具有能夠促進新陳代謝、消除疲勞的天門冬胺酸，所以很適合3周美體瘦身法的實踐者，也適合有在做重量訓練的人食用。此外，筍尖的部分則富有強化血管的芸香苷，適合跟維他命C配搭在一起攝食。

蘆筍・嫩莖－生鮮
（可食用部分約100g）

熱量	22kcal
蛋白質	2.6g
脂質	0.2g
醣質	2.1g
食物纖維	1.8g

適當取量 中等大小的一根20g

3Weeks Diet ○ Daily Diet ○

竹筍

竹筍富含著植物纖維，很適合有便祕問題的人食用但是還是要注意不能吃得過多

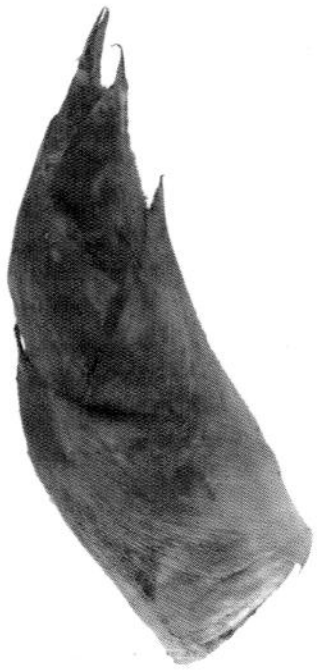

竹子是報知春天到來的植物神使，由於他具有不溶性的食物纖維素，所以相當具有整腸效果。當筍子的季節來到時，可以放一些在便當裡食用。但要注意不要吃得太多。如是用羅漢果甜味醬燉出來的食品就比較沒有問題。

竹筍・嫩莖－生鮮
（可食用部分約100g）

熱量	30kcal
蛋白質	3.5g
脂質	0.2g
醣質	2.2g
食物纖維	3.3g

適當取量 中等大小的一根500g、大的一根1～2kg

3Weeks Diet ○ Daily Diet ○

葉菜類的簡單料理

RECIPE 01

3Weeks Diet ○　Daily Diet ○

醃白蘿蔔葉

[1人分]

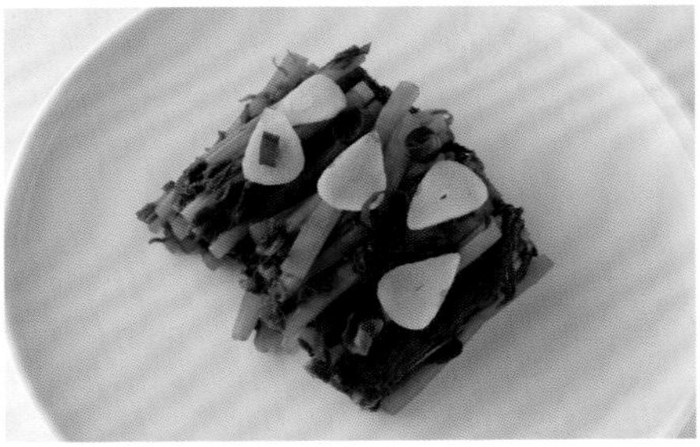

白蘿蔔葉是富含鈣質等成分的黃綠色蔬菜。處理完時不要丟掉，可以當做醃菜吃。

材料

白蘿蔔葉　100g
鹽　2g
辣椒（切成圓片狀）　少許
大蒜（薄切）　少許

熱量	32kcal
蛋白質	2.5g
脂質	0.2g
醣質	2.3g
食物纖維	4.3g

[作法]

① 先將白蘿蔔葉洗過，然後瀝掉水分。
② 將❶、辣椒、大蒜用鹽醃。
③ 放了兩個小時之後，將水氣除掉，再切成方便食用的大小即可。

RECIPE 02

3Weeks Diet ○　Daily Diet ○

炒小松菜

[1人分]

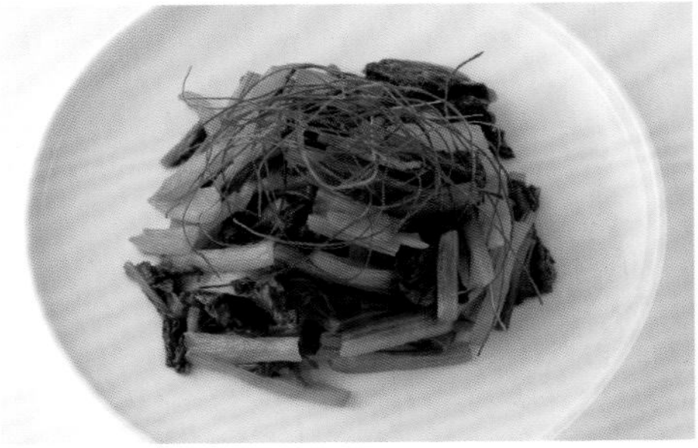

將小松菜輕燙再炒，讓吃的口感較好，是這道菜的重點。是不使用油的炒菜。

材料

小松菜　80g
鹽　少許
瘦身用蕎麥麵沾醬※1　10cc

熱量	16kcal
蛋白質	1.4g
脂質	0.2g
醣質	0.7g
食物纖維	1.5g

[作法]

① 將小松菜汆燙過，然後瀝除水分。
② 將❶用鐵氟龍加工過的平底鍋輕輕炒過，然後再用蕎麥麵沾醬調味即可。

RECIPE 03

3Weeks Diet ○　Daily Diet ○

蒸萵苣

[1人分]

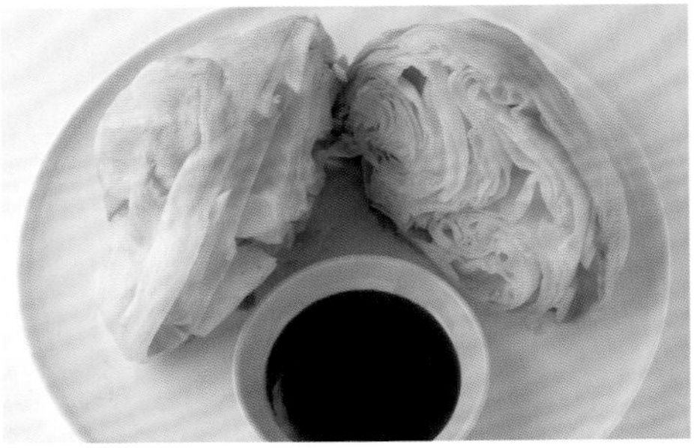

如果還想再吃一道小菜時，可以選擇蒸萵苣。這道菜可以飽足地攝取到食物纖維。

材料

萵苣（小顆）　1顆
蠔油　20g
水　20cc
日式太白粉（與水融合）　少許

熱量	46kcal
蛋白質	2.4g
脂質	0.2g
醣質	7.8g
食物纖維	1.7g

[作法]

① 將蠔油倒入小鍋裡，跟水合在一起，使其溫熱，再用日式太白粉勾芡。
② 將萵苣整顆放入蒸籠裡蒸過。
③ 將❷盛到盤子上，再將❶盛在小碟中即可。

※1瘦身用蕎麥麵沾醬的說明請見第140頁。

透過果菜類及花菜類的甘甜與濃郁，增添菜餚的豐盛

Vegetable

蔬菜－2

果菜・花菜類

果菜、花菜類富含維他命、礦物質及植化素等豐富的營養，不但吃起來有嚼勁，而且能讓菜餚看起來更有賣相。特別像是番茄、小黃瓜、茄子、冬瓜等夏季的蔬菜，因為都富含有水分，所以對於以攝食蛋白質為主而實踐TW式美瘦身法的人們來說，一定能感到特別的美味。但要注意，如果吃的過多，不讓會身體的體質變冷，此外也會間接影響到無法多攝食蛋白質的食材。所以可以把這些蔬菜切丁成骰子狀，與湯品，或香濃或甜味的醬汁一起搭配時，就可以引出其料理的美味。這類的蔬菜也具有潤澤肌膚的美容效果，但是也不能「偏食在某一樣菜餚」裡喔！

Vegetable

綠色花椰菜

綠色花椰菜 原則上稍微燙一下就可以了 適合忙碌族群補充維他命用

含有維他命C及異硫氫酸鹽等抗氧化作用的綠色花椰菜，同時也具有預防癌症的效果。同時也因為富有食物纖維，所以便祕的人吃了也很有幫助。其莖部的地方也很有營養，只要將硬質部分去除掉之後再加熱，就能充分地感受到其甘甜，變得更加地美味。

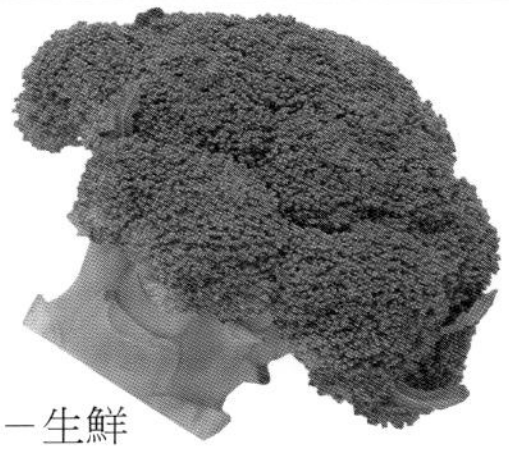

綠色花椰菜・花序－生鮮（可食用部分約100g）

熱量	33kcal
蛋白質	4.3g
脂質	0.5g
醣質	0.8g
食物纖維	4.4g
適當取量	1株150～200g

3Weeks Diet ○　Daily Diet ○

花椰菜

花椰菜所含的維他命C及U相當豐富 很適合腸胃不適，容易感冒的人攝食

花椰菜的口味清淡，吃起來也有脆脆的口感。因為其具有維他命C及U的成分，所以對於整腸健胃及美容應該都有相當的效果才是。但是花椰菜的花蕾部分中的柔軟部分，會容易吸收囤積其他食材的油質，這一點請特別注意。

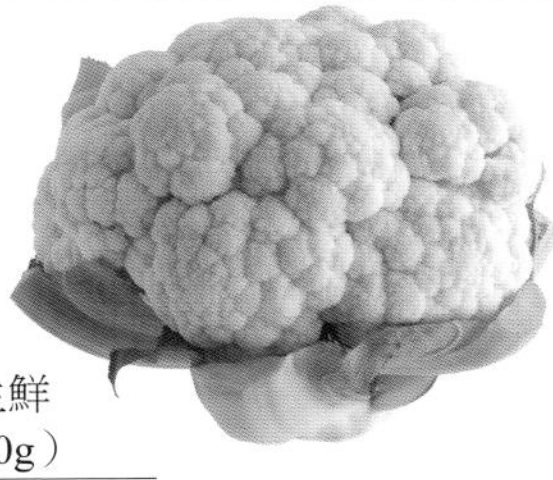

花椰菜・花序－生鮮（可食用部分約100g）

熱量	27kcal
蛋白質	3.0g
脂質	0.1g
醣質	2.3g
食物纖維	2.9g
適當取量	1顆350～500g

3Weeks Diet ○　Daily Diet ○

秋葵

秋葵具有極佳的粘液成分 對於瘦身中產生的便祕、腸胃不適相當有益

秋葵具有果膠及黏液素的成分，所以具有整腸健胃的功能。在瘦身時，也是很好的食物纖維補給品。因為秋葵所含的纖維屬於水溶性的纖維，所以烹調時注意不要汆燙太久。可以放分湯品裡搭配飲食。屬於甜性蔬菜的一種，但是並沒有含太多的醣質在裡面。

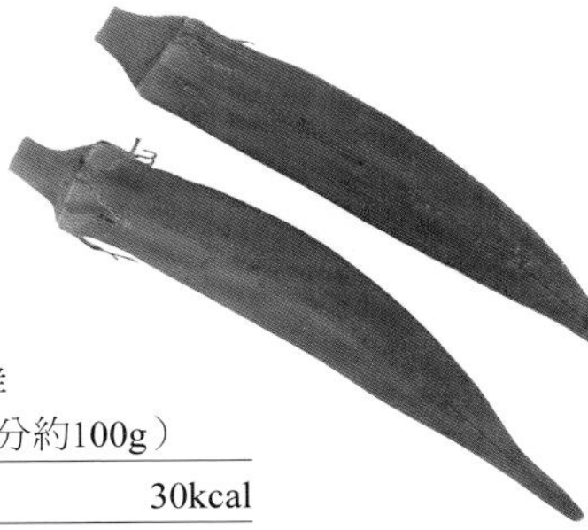

秋葵－生鮮（可食用部分約100g）

熱量	30kcal
蛋白質	2.1g
脂質	0.2g
醣質	1.6g
食物纖維	5.0g
適當取量	1個5～10g

3Weeks Diet ○　Daily Diet ○

Vegetable

小黃瓜

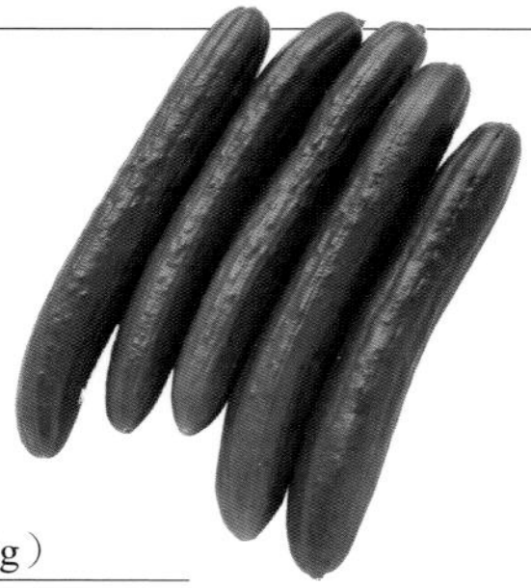

適合在減肥中補充水分的食品，也能夠讓容易浮腫的人消腫是低卡路里的夏季蔬食

小黃瓜卡路里低，而且含有95%以上的水分。所以在夏天時是很能夠補充水分的蔬菜。由於瘦身時需要補充許多的水分，所以在飲食中加入小黃瓜會起很大的作用。如果是日常瘦身減肥法，那麼試著就做成米糠醬菜食用。一般來說，米糠所富有的乳酸菌，能夠增加維他命的營養。

小黃瓜－生鮮（可食用部分約100g）

熱量	14kcal
蛋白質	1.0g
脂質	0.1g
醣質	1.9g
食物纖維	1.1g
適當取量	中等大小1根100g

3Weeks Diet ○　Daily Diet ○

茄子

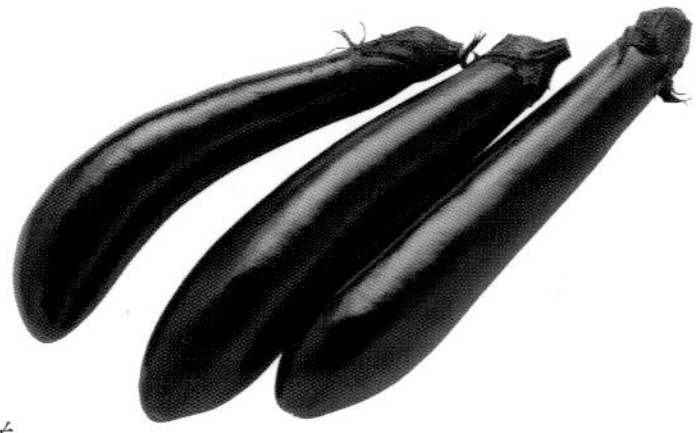

茄子要連皮一起烹調由於含水分的量多，所以也適合在瘦身減肥時大快朵頤

小黃茄子的營養素就沒有那麼多，不過外皮所含有的類黃酮則具有抗氧化的作用。所以烹調茄子的重點在連皮一起處理。可以用雞胸肉一起做麻婆茄子等，搭配脂肪質少的食材做減肥料理中，富含水分的茄子能特別感到美味的口感。

茄子－生鮮（可食用部分約100g）

熱量	22kcal
蛋白質	1.1g
脂質	0.1g
醣質	2.9g
食物纖維	2.2g
適當取量	中等大小1根70g

3Weeks Diet ○　Daily Diet ○

青椒

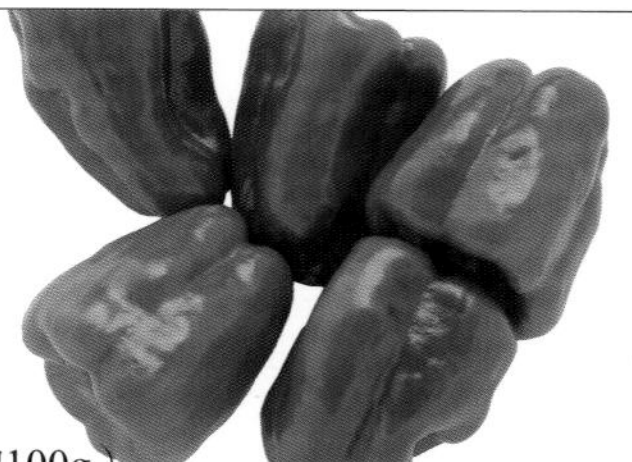

青椒的色素豐富，不但能點綴料理的賣相也最適合做維他命的補給

青椒富含維他命。事實上青椒所含的維他命的量跟檸檬不相上下。青椒所呈現的色澤是甜椒未熟的狀態，如果完全成熟的話，會變成紅色的狀態。泛紅的青椒中能夠攝取到類胡蘿蔔素及維他命C等營養成分，具有抗氧化的作用。這點與色彩繽紛的甜椒是具有一樣的效用。

青椒－生鮮（可食用部分約100g）

熱量	22kcal
蛋白質	0.9g
脂質	0.2g
醣質	2.8g
食物纖維	2.3g
適當取量	一顆30～4g、大顆一顆150g

3Weeks Diet ○　Daily Diet ○

冬瓜

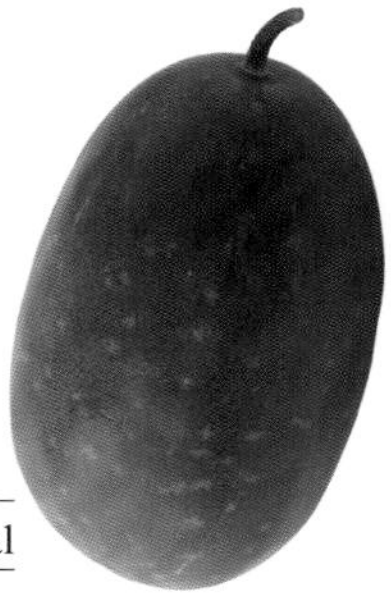

冬瓜很利尿，適合在意浮腫的人攝食消腫也有助於消除疲勞

冬瓜是低卡路里，口味清淡的夏季蔬菜。富含水分，很適合在瘦身減肥時食用。一般雖然都是放到湯品裡或是燉煮，但我個人喜歡吃生的，所以會把冬瓜切成骰子狀後放入沙拉裡，視覺上看來變得很多很豐盛。但吃得過多，會讓身體變成寒性體質，這點要注意喔！

冬瓜－生鮮（可食用部分約100g）

熱量	16kcal
蛋白質	0.5g
脂質	0.1g
醣質	2.5g
食物纖維	1.3g
適當取量	1個2kg

3Weeks Diet ○　Daily Diet ○

沖繩山苦瓜

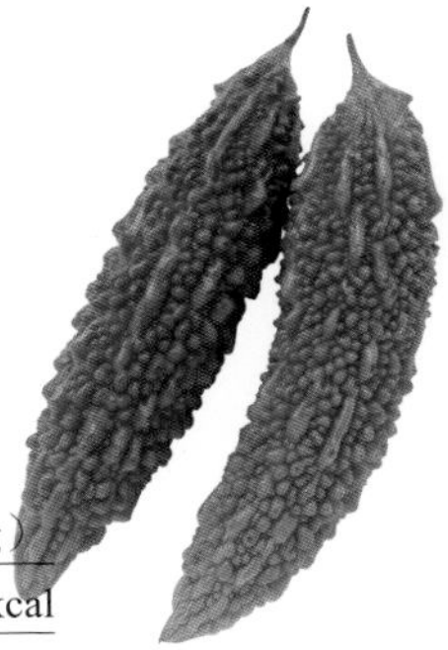

山苦瓜的苦味可以將疲勞清除的一乾二淨只用豬里肌做出沖繩式炒苦瓜

沖繩山苦瓜可以說是食物纖維大王的夏季蔬菜，因為他富含維他C、鉀等成分，也是我個人很喜歡的食材之一。只要稍稍的醃一下，或是在日常瘦身減肥法中做成沖繩式炒苦瓜都很合適。也可以把沖繩山苦瓜跟豬里肌肉一起炒，但是不要用油，少量的攝食豬肉就好。亦可將豬肉改成雞蛋或白肉。

苦瓜－生鮮（可食用部分約100g）

熱量	17kcal
蛋白質	1.0g
脂質	0.1g
醣質	1.3g
食物纖維	2.6g
適當取量	1根200g

3Weeks Diet ○　Daily Diet ○

油菜

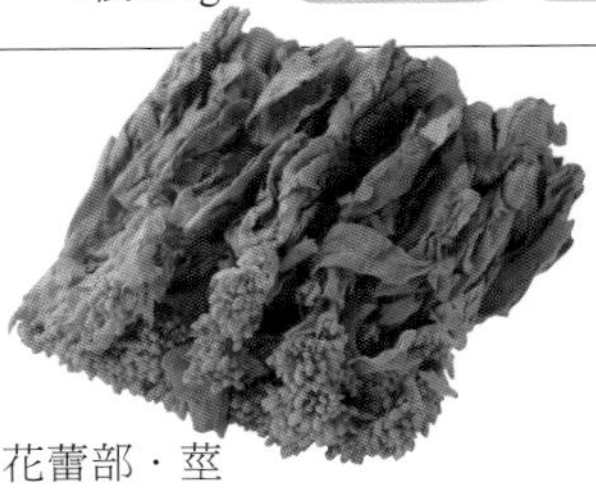

油菜是營養價值極高的黃綠色蔬菜不論是燙過沾醬、放入湯品，配麵包都極佳

油菜是營養價值極高的黃綠色蔬菜。含有β胡蘿蔔素、維他命B群、維他命C、鐵質等多項營養，很適合具有貧血症狀及女性生理期時使用。我個人會在烤全麥麵包的時候，放些油菜一起烤。但是用油菜及番薯烤出來的麵包會太過可口，小心不要吃過多喔！

日本油菜・花蕾部・莖部－生鮮（可食用部分約100g）

熱量	33kcal
蛋白質	4.4g
脂質	0.2g
醣質	1.6g
食物纖維	4.2g
適當取量	1束250g

3Weeks Diet ○　Daily Diet ○

番茄

番茄可以美容養顏及防止老化
但如果在3周美體瘦身法的實踐中，
記得只能吃半顆喔！

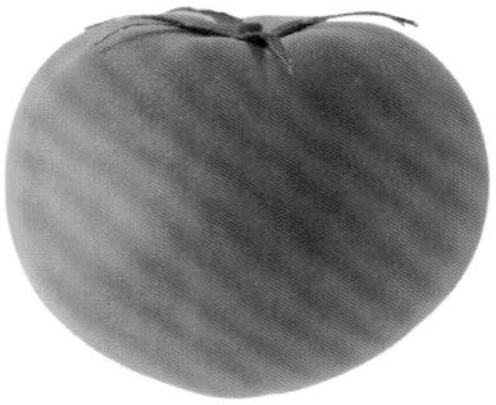

番茄具有抗氧化作用的3大成分，分別是維他命C、維他命E及胡蘿蔔素。亦富含茄紅素，對於防止紫外線的照射，具有相當大的幫助。不過，如果是3周美體瘦身法的實踐者，由於番茄的醣質量高，所以一天只能吃到半顆而已，水果型的小番茄則不能碰喔！

番茄－生鮮
（可食用部分約100g）

熱量	19kcal
蛋白質	0.7g
脂質	0.1g
醣質	3.7g
食物纖維	1.0g
適當取量	中等大小一個 150～200g

3Weeks Diet △　Daily Diet ○

※只能吃半顆

南瓜

南瓜具有防止身體「腐朽」的功能
但是3周美體瘦身法則碰不得

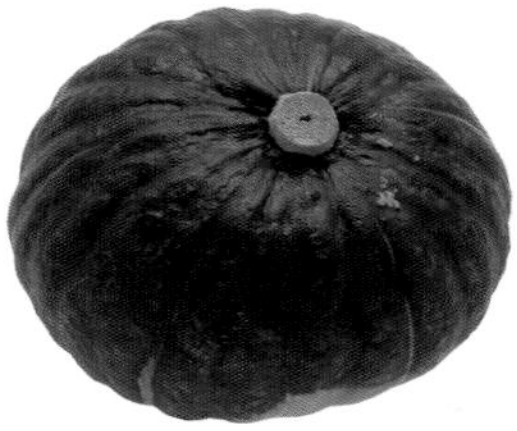

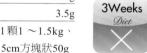

南瓜富有提昇免疫力的胡蘿蔔素及防止老化的維他命E，不過由於其所含的醣質也過高，3周美體瘦身法的實踐者請勿食用。日常減肥瘦身法的實踐者可以吃，但不是為了調出甜味而將南瓜燉煮等，而是將南瓜炙燒過後放到沙拉等做法才合適。

（西洋）南瓜－生鮮
（可食用部分約100g）

熱量	91kcal
蛋白質	1.9g
脂質	0.3g
醣質	17.1g
食物纖維	3.5g
適當取量	1顆1 ～1.5kg、5cm方塊狀50g

3Weeks Diet ×　Daily Diet ○

玉米

正因甜玉米本身的營養素均衡的食材，
所以在瘦身進行中要注意
玉米油是可以攝食的

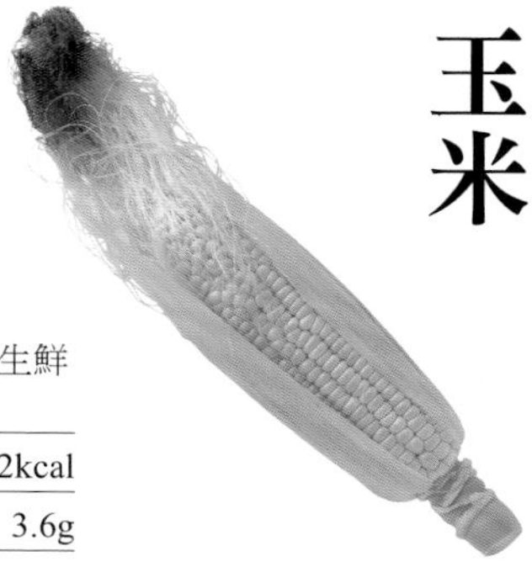

玉米是一種脂肪、醣質及部分蛋白質都相當均衡的食材。所以在強打密集偏重蛋白質攝食的「不均衡式」3周美體瘦身法中不太合適食用。日常減肥瘦身法的實踐者的話，大概只能吃到半根，同時有吃的話，也要把米飯的攝食量減半喲！

甜玉米．未熟的種子－生鮮
（可食用部分約100g）

熱量	92kcal
蛋白質	3.6g
脂質	1.7g
醣質	13.8g
食物纖維	3.0g
適當取量	一根150~250g

3Weeks Diet ×　Daily Diet △

果菜・花菜類的簡單料理

RECIPE 01

3Weeks Diet ○ Daily Diet ○

綠色花椰菜炒大蒜

[1人分]

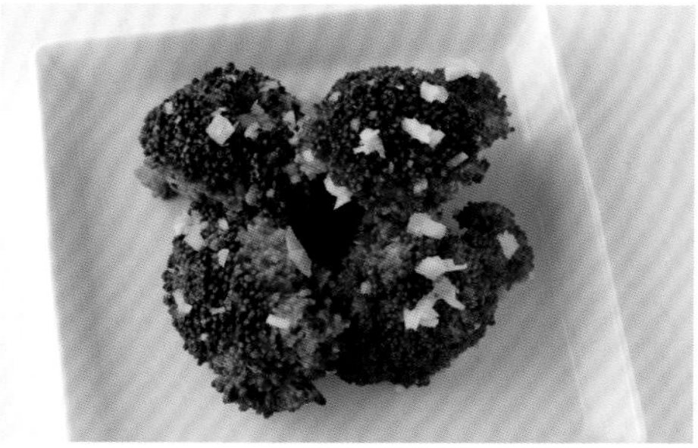

綠色花椰菜營養價值滿滿，只要汆燙過就可以冷凍保存，相當地便利。這道菜很簡單，只要跟大蒜簡單炒過一下就可以了。

材料

綠色花椰菜（切成食用的適當大小） 80g
大蒜（中等大小） 1g
薄口醬油 5cc

熱量	36kcal
蛋白質	4.1g
脂質	0.5g
醣質	2.1g
食物纖維	3.8g

[作法]

① 先將綠色花椰菜汆燙過，然後瀝除水分。
② 將大蒜切碎，然後放在鐵氟龍製的平底鍋上輕輕炒過。
③ 將❶放到❷裡面炒過，再用醬油提出香味即可。

RECIPE 03

3Weeks Diet × Daily Diet ○

普羅旺斯雜燴

[1人分]

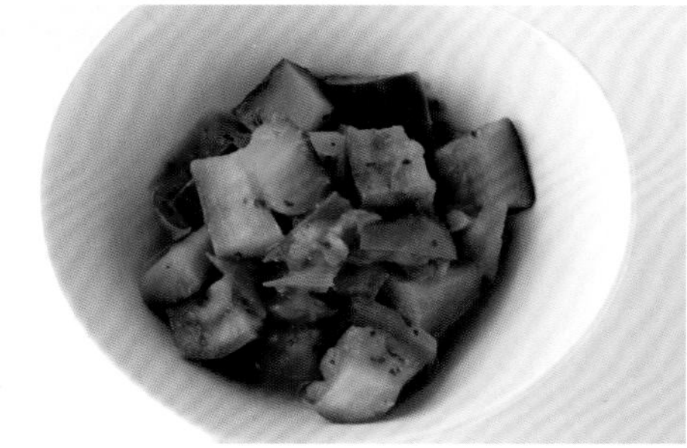

普羅旺斯雜燴是一道滿富蔬食的菜餚。可以預先做好，當作肉類及白肉魚湯的配菜。

材料

茄子（1cm，切丁） 30g
番茄（1cm，切丁） 40g
洋蔥（1cm，切丁） 20g
南瓜（1cm，切丁） 30g
鹽 少許
胡椒 少許
白酒 30cc
乾燥九層塔 少許

熱量	71kcal
蛋白質	1.4g
脂質	0.2g
醣質	9.5g
食物纖維	2.4g

[作法]

① 將洋蔥、鹽、少許的水放入鍋進，以小火嫩煎。
② 將茄子、番茄、南瓜放人❶裡，輕輕煎過，再加入白酒後將蓋子蓋上，稍微燉煮過。
③ 料理完成後，再以鹽及椒椒調味。依個人喜歡不同，需要時可以將乾燥九層塔拌入。

RECIPE 02

3Weeks Diet × Daily Diet ○

焗烤花椰菜

[1人分]

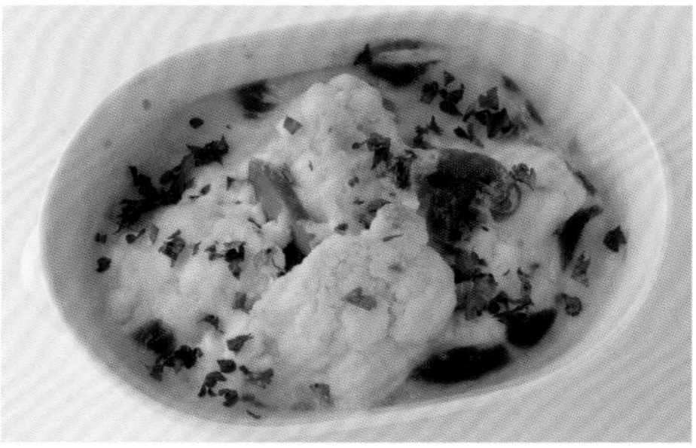

如果減肥時，突然很想吃白醬系料理，那麼可以做焗烤茅屋起士及零脂肪牛乳食用。

材料

花椰菜（切成適當入口的大小） 60g
零脂肪牛乳 100cc
雞湯塊 50cc
鹽 少許
椒椒 少許
日式太白粉（與水融合） 5g
茅屋起士 30g
荷蘭芹（切碎） 適量

熱量	102kcal
蛋白質	9.9g
脂質	1.6g
醣質	11.0g
食物纖維	1.7g

[作法]

① 先將花椰菜除味，然後瀝除水分。
② 將❶放到鍋子裡，再放入湯塊及零脂肪牛乳，再用鹽及椒椒調味及用日式太白粉勾芡。
③ 放入焗烤盤裡，再加上茅屋起士放到烤爐裡烤，依個人飲食嗜好不同，需要時可以放入荷蘭芹。

正因為瘦身需要部分禁食，這類蔬菜即扮演誘發食慾的角色

Vegetable

蔬菜－3

香味蔬菜．其他蔬菜

香味蔬菜扮演著讓菜肴更加可口的重要角色。這一類的蔬菜通常在飲食中是做為提味的概念，而不是當做主食來吃，所以在TW美體瘦身法中，攝取也不用有太多的顧慮。香味蔬菜能夠菜餚變得香噴噴的，產生獨特的風味。對於一直在克制飲食的人來說，其存在則顯得格外地重要。所以做菜時，不如也加入一些香味類蔬菜吧！我個人很喜歡香草，常常會在烤肉時加入一些迷迭香，或是用無水鍋蒸魚和蔬菜時加入日式的香草鹽粉。這樣不但能讓菜餚變得更加香濃可口，也可以透過其香味刺激人體的五種感官，籍以達到整個人放鬆的作用。

山野菜

山野菜是食物纖維相當多的食材依所烹調出菜餚的不同，在調出甜辣味時要多注意

山野菜是相當具有食物纖維的食材。由於在烹調時，常常都煮成甜辣口味的來食用，所以要注意不要再用到類似羅漢果等會讓甜度增加的甜味醬。可以用水煮、加入湯品，或是跟雞胗一起炒，都是不錯的烹調選擇。用海苔捲起來吃也不錯。

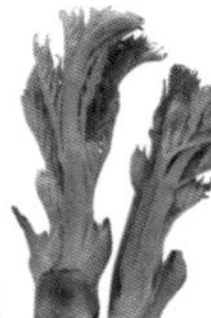
娃娃菜

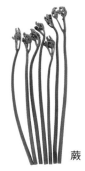

蕨

生紫箕・嫩芽－汆燙
（可食用部分約100g）

熱量	21kcal
蛋白質	1.1g
脂質	0.4g
醣質	0.6g
食物纖維	3.5g
適當取量	一束150g、一杯80g

3Weeks Diet ○　Daily Diet ○

菜苗

菜苗是生吃時，其營養價值能夠發揮到最高的蔬菜

菜苗是營養機能性極佳的蔬菜。最近，因為發現菜苗對幽門螺旋桿菌具有相當功效而廣受注目。其種類繁多，像綠色花椰菜或芝麻菜等，很簡單就能攝食，可以跟無油醬料沾在一起食用，或是跟生魚片捲在一起食用。

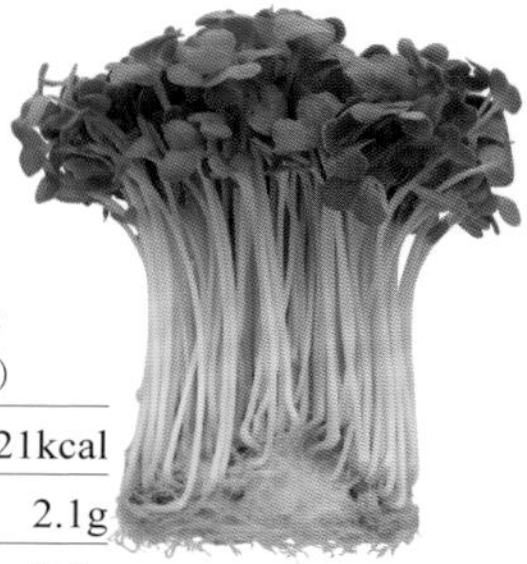

蘿蔔嬰・菜芽－生鮮
（可食用部分約100g）

熱量	21kcal
蛋白質	2.1g
脂質	0.5g
醣質	1.4g
食物纖維	1.9g
適當取量	一束150g、一杯80g

3Weeks Diet ○　Daily Diet ○

豆芽菜

可以跟雞柳或雞胸肉等脂肪較少的食材拌在一起食用

豆芽菜是一年四季都買得到且價格便宜的食材。當還是綠豆時，並不含維他命C，但隨著綠豆發芽後則會開始含有。此外豆芽菜極富食物纖維，若能與雞柳等乾巴巴食材一起食用，就能得到不錯口感。請注意，一般用黃豆發芽的豆芽菜，對於3周美體瘦身法的實踐者來說是不能食用的喔！

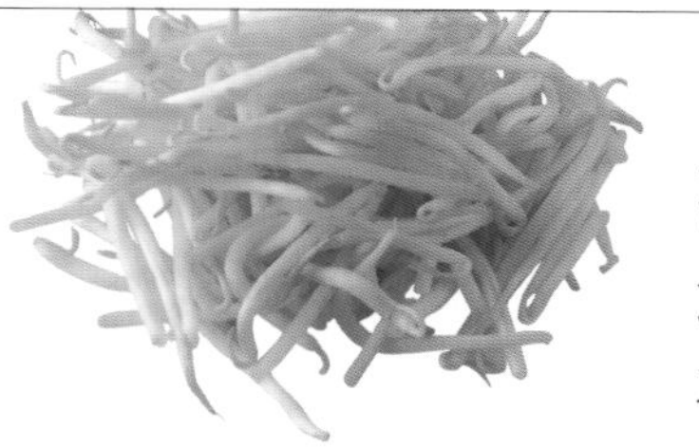

綠豆豆芽菜－生鮮
（可食用部分約100g）

熱量	14kcal
蛋白質	1.7g
脂質	0.1g
醣質	1.3g
食物纖維	1.3g
適當取量	一杯50～60g

3Weeks Diet ○　Daily Diet ○

※一般的豆芽菜是不行的。

這類食類原則上都是3周美體瘦身法實踐者的大忌。
日常減肥瘦身法的話，則是視狀況而定

Vegetable

蔬菜－4

根莖類·豆類·芋頭類

香味根莖類的食物纖維很多，同時醣質含量極高，所以在瘦身時要多強注意。醣質含量排行榜由高而低分別是，①蓮耦→②牛蒡→③洋蔥→④紅蘿蔔→⑤蕪菁→⑥白蘿蔔。

豆類的話，則是最好要留意脂質量高的毛豆，糖度高的蠶豆及豌豆。

芋頭類的部分則是富含食物纖維及維他命C的食材，但是醣質過多，所以請3周美體瘦身法的實踐者注意別攝食到。其醣質含量排行榜由高而低的是，①番薯→②馬鈴薯→③日本薯蕷→④里芋。在日常生活減肥法的實踐中，如果要吃上述的食材的話，就要放棄不吃米飯，這樣減肥的功能還是能達到的。

Vegetable

根莖類

實踐3周美體瘦身法的人不適合吃根莖類食材 但若只是拿來當配菜就沒關係

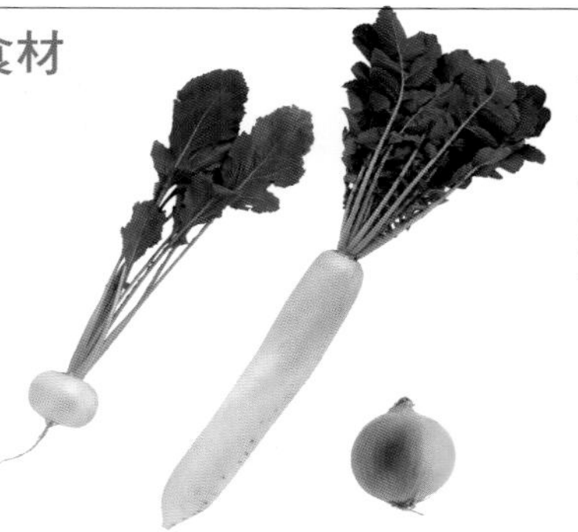

根莖類食物可以說是日常生活中不可欠缺的食材，但由於所含醣質過高，所以不適合3周美體瘦身法。特別是從秋季直到新春這段時間所收成的食材，所含的糖度都會非常高，即使是日常生活減肥法，也要有所節制才行。

牛蒡

3Weeks Diet ✕ Daily Diet ○

牛蒡・根部
（可食用部分約100g）

熱量	65kcal
蛋白質	1.8g
脂質	0.1g
醣質	9.7g
食物纖維	5.7g

適當取量　一根200g

牛蒡具獨特香氣及口感，因其食物纖維高有助於通便，但由於糖度也高，所以減肥中不適合吃。

蓮藕

3Weeks Diet ✕ Daily Diet ○

蓮藕・根莖－生鮮
（可食用部分約100g）

熱量	66kcal
蛋白質	1.9g
脂質	0.1g
醣質	13.5g
食物纖維	2.0g

適當取量　一片200g

蓮藕具有「看得見未來」的吉祥象徵，在日本年菜中不可或缺。但因為糖度過高，3周美體瘦身法的實踐者請迴避。

洋蔥

3Weeks Diet ✕ Daily Diet ○

洋蔥・鱗莖－生鮮
（可食用部分約100g）

熱量	37kcal
蛋白質	1.0g
脂質	0.1g
醣質	7.2g
食物纖維	1.6g

適當取量　一個200g

洋蔥是能夠促進人體血液循環的一種健康蔬菜。薄切之後加一些在湯品或醬汁雖然無礙，但是炸洋蔥圈就不能吃喔！

白蘿蔔

3Weeks Diet ✕ Daily Diet ○

連根部及皮的白蘿蔔－生鮮
（可食用部分約100g）

熱量	18kcal
蛋白質	0.5g
脂質	0.1g
醣質	2.7g
食物纖維	1.4g

適當取量　一根800g～1kg

白蘿蔔含有改善胃脹氣的酵素。白蘿蔔泥做肉食的配菜是沒關係的，但做成像關東煮那樣的白蘿蔔塊就不行了。

紅蘿蔔

3Weeks Diet ✕ Daily Diet ○

連根部及皮的紅蘿蔔－生鮮
（可食用部分約100g）

熱量	37kcal
蛋白質	0.6g
脂質	0.1g
醣質	6.4g
食物纖維	2.7g

適當取量　一根200g

紅蘿蔔富含胡蘿蔔素，特別是皮的部分。紅蘿蔔雪糕不適合吃，但是如果拿來陪襯沙拉就沒關係。

蕪菁

3Weeks Diet ✕ Daily Diet ○

連根部及皮的蕪菁－生鮮
（可食用部分約100g）

熱量	20kcal
蛋白質	0.7g
脂質	0.1g
醣質	3.1g
食物纖維	1.5g

適當取量　一顆30～100g

蕪菁富含促進腸胃蠕動的消化酵素，和豐富維他命C。蕪菁及白蘿蔔葉子屬於黃綠色蔬菜，在減肥時是可以吃的。

豆類

豆類同時具有脂肪及醣質 在做瘦身餐時要有所節制

一般來說，蔬菜類是只靠糖度來產生卡路里，不太會含有脂肪成分，所以不用擔心會增加脂肪的問題。但是豆類的蔬菜就另當別論了。好比說，蠶豆及豌豆都是醣質極高的豆類，在瘦身時要有所節制。毛豆則是內含脂肪多，不適合在3周美瘦身減肥法的實踐中食用。

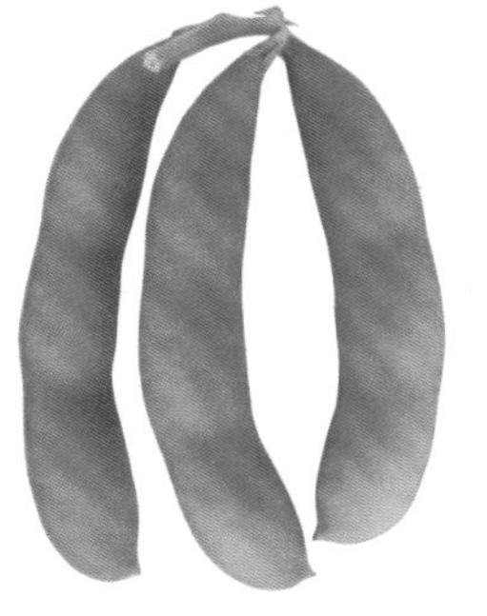

毛豆

3Weeks Diet ✕　Daily Diet ○

毛豆－生鮮
（可食用部分約100g）

熱量	135kcal
蛋白質	11.7g
脂質	6.2g
醣質	3.8g
食物纖維	5.0g
適當取量	一莢2～3g

由於毛豆就是黃豆的幼苗，所以脂肪的含量是一樣的。3周美體瘦身法的你，千萬碰不得喔！

蠶豆

3Weeks Diet ✕　Daily Diet ○

未熟的蠶豆－生鮮
（可食用部分約100g）

熱量	108kcal
蛋白質	10.9g
脂質	0.2g
醣質	12.9g
食物纖維	2.6g
適當取量	一根5～10g

蠶豆是春季的蔬菜之一，不論是卡路里或是醣質的含量都有一定的程度，所以在3周美體瘦身法中是不可以食用的。如果是日常生活減肥的話，也注意不要吃太多。

四季豆

3Weeks Diet ✕　Daily Diet ○

四季豆－生鮮
（可食用部分約100g）

熱量	23kcal
蛋白質	1.8g
脂質	0.1g
醣質	2.7g
食物纖維	2.4g
適當取量	粗的一根10g

四季豆是豆類中比較低卡路里的豆類，醣質也較低，但相對的缺點是蛋白質也低，所以當瘦身食材來說，實在不太有幫助。

COLUMN

可以連豆莢吃的豌豆莢，是種可以同時享受到豆莢及豆子美味口感的豆類食物。另外青豌豆也屬於同種豆類，但不能吃豆莢的部分。其所含的卡路里量依豆子的大小不一，愈大的則愈高，所以在實踐3周美體瘦身法是不可以的。但他還是富含了食物纖維及維他命C，有效預防肌膚粗糙，所以在日常生活減肥法時，仍然是可以弄一些放在湯品裡做為浮料的。

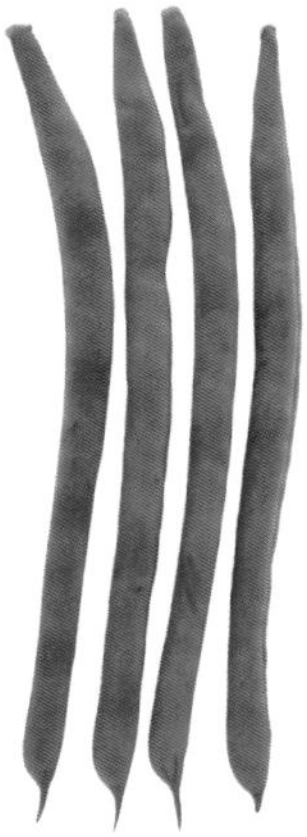

芋頭類富含食物纖維及維他命C
在日常瘦身減肥法中，可以取代米飯

芋頭類

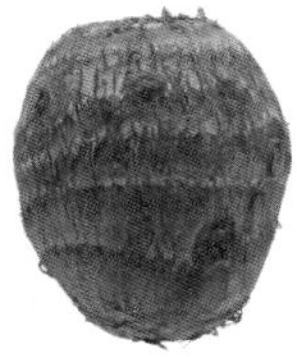

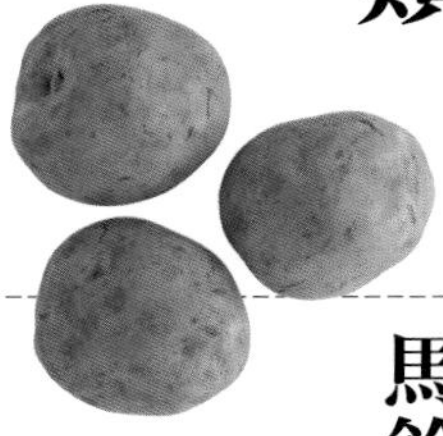

芋頭類富含的維他命C與柑橘類的含量不相伯仲，但是醣質的含量也高，所以不合適3周美瘦身法的實踐者食用。其食物纖維也很豐富，日常減肥瘦身法的實踐者可以用芋頭來取代從米飯攝食到的碳水化合物。除了整腸的機能之外，也有助於免疫力的提昇，及保養肌膚的效用。

馬鈴薯

3Weeks Diet ×　Daily Diet ○

馬鈴薯－生鮮
（可食用部分約100g）

熱量	76kcal
蛋白質	1.6g
脂質	0.1g
醣質	16.3g
食物纖維	1.3g
適當取量	一個150～200g

馬鈴薯富含能夠消除疲勞的GABA及綠橼酸等營養成分。我個人則喜歡常常把馬鈴薯切絲，然後跟鹽及椒椒一起搓過後生吃。

日本薯蕷

3Weeks Diet ×　Daily Diet ○

日本薯蕷・日本山藥－生鮮
（可食用部分約100g）

熱量	65kcal
蛋白質	2.2g
脂質	0.3g
醣質	12.9g
食物纖維	1.0g
適當取量	日本山藥30cm左右600g、銀杏山藥中等大小一個250g

日本薯蕷是健康蔬食中的一種，其中一年四季都買得到的日本山藥，是一種咬起來有脆口感的食材。切絲之後，跟雞柳和在一起吃是最好的了。

里芋

3Weeks Diet ×　Daily Diet ○

里芋－生鮮
（可食用部分約100g）

熱量	58kcal
蛋白質	1.5g
脂質	0.1g
醣質	10.8g
食物纖維	2.3g
適當取量	中等大小一個50g

里芋是芋頭類裡醣質較低的食材。其食材中的滑性成分，有助於提昇免疫力的效果。此外，水溶性的食物纖維也很富豐。

COLUMN

3周美體瘦身法的實踐者在大功告成之後，通常需要補充體內的糖分。這時，就建議用芋頭類的食物來補充。剛瘦完身，突然全吃米飯其實不好，不如吃米飯混芋頭類的飯食，或是洋芋沙拉等一半一半的餐點。當瘦身結束，米飯解禁之後，要多多補充食物纖維及高維他命C的食物才好喔！

番薯

番薯－生鮮
（可食用部分約100g）

熱量	132kcal
蛋白質	1.2g
脂質	0.2g
醣質	29.2g
食物纖維	2.3g
適當取量	一個200～250g

3Weeks Diet ×　Daily Diet △

※可代替半碗飯。

天然的甜味是番薯獨特的魅力，但是醣質較高，日常生活減肥法的實踐者請注意只能攝食到100g左右。番薯對於解消便祕及美肌效果都很有幫助。

沙拉與醬

TW式美體瘦身法是以蛋白質為主的飲食瘦身法，所以不要靠著吃沙拉來撐飽肚子較好。但還是可以品嘗一下蔬菜鮮嫩的美味。

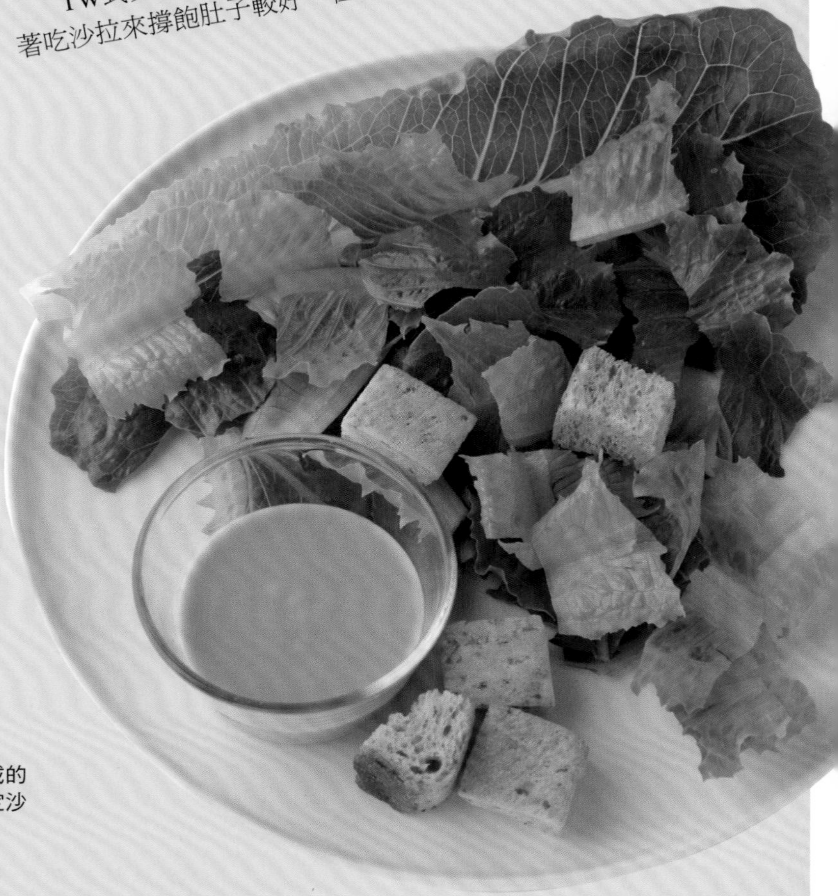

RECIPE 01

無油凱撒沙拉

[1人分]

3Weeks Diet △　Daily Diet ○

熱量	113kcal
蛋白質	5.2g
脂質	3.2g
醣質	14.2g
食物纖維	2.3g

這道菜是將蘿蔓萵苣撕開就完成的沙拉。鹽味的鯷魚沾醬則是決定沙拉好不好吃的重要關鍵。

材料

蘿蔓萵苣　60g
麵包丁　20g
A（麵包丁的材料）
全麥麵粉土司　1片

鯷魚醬　30g
B（鯷魚醬的材料）
大蒜　50g
馬鈴薯　100g
鯷魚（一塊）　50g
豆漿　125cc

[作法]

① 先將蘿蔓萵苣洗好，接著以冷水浸泡，再瀝除水分。
② 製作麵包丁。將麵包放入烤箱，以100度烤乾，然後再切成容易入口的大小。
③ 製做鯷魚醬。將大蒜、馬鈴薯以微波爐加熱過使其變軟，然後再與鯷魚、豆漿等一起放入果汁機裡打碎。
④ 將❶襯上，再將❷灑入，最後再淋上❸即可。

RECIPE 02

馬鈴薯拌雞絞肉沙拉

[1人分]

3Weeks Diet ╳　Daily Diet ○

熱量	98kcal
蛋白質	8.1g
脂質	1.3g
醣質	12.1g
食物纖維	1.2g

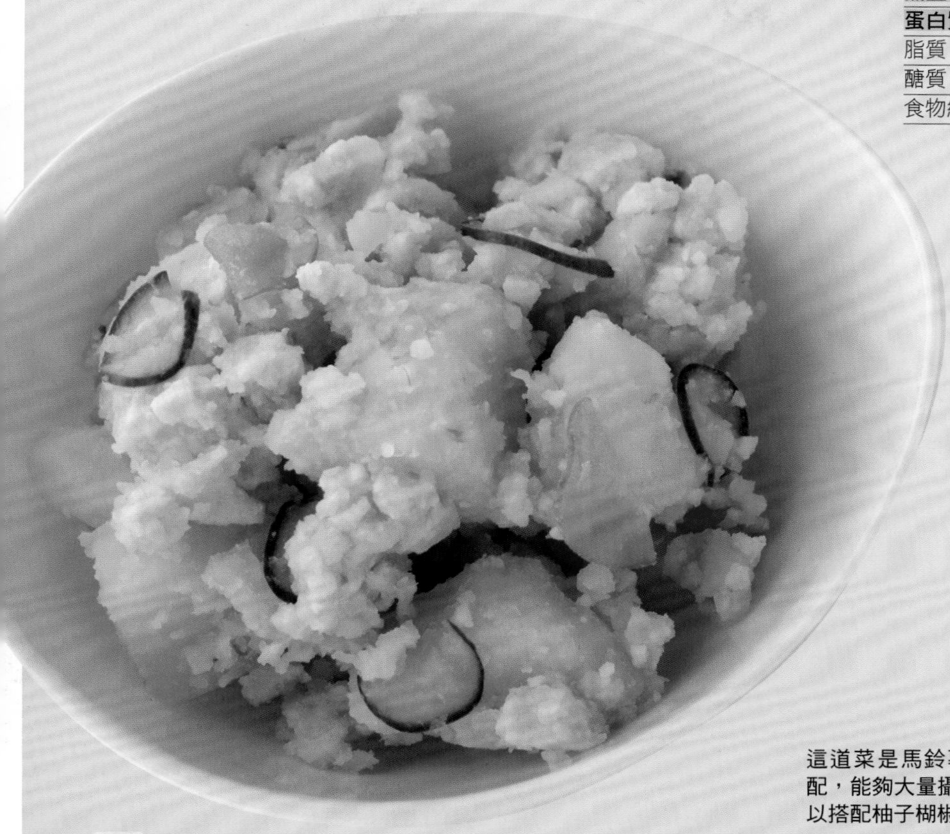

這道菜是馬鈴薯＋雞絞肉泥的搭配，能夠大量攝食到蛋白質。也可以搭配柚子椒醬喔！

材料

馬鈴薯（汆燙過） 50g
洋蔥（薄切） 20g
紅蘿蔔（薄切） 5g
鹽 少許
雞絞肉（雞胸肉，去皮） 30g
椒 少許
柚子椒 20cc
A（柚子椒醬的材料）
洋蔥（切碎） 50g
醋 50cc
蛋白（汆燙） 100g
蘋果 50cc
醬油 10cc
柚子椒 8g
鹽 少許

[作法]

① 將馬鈴蘿切成容易入口的大小，跟洋蔥、紅蘿蔔和在一起，再用鹽揉捏。
② 在鍋子裡放入少量的水煮，然後將雞絞肉揉散開來、丟入鍋子煮。
③ 製作柚子椒醬。將洋蔥跟醋一起放入果汁機裡打碎，之後再將蛋白、蘋果、醬油、柚子椒加入攪拌，用鹽調味。
④ 再將❶、❷、❸放入碗內拌勻即可。

熱量雖少，但可以攝取到食物纖維及維他命

Mushroom

菇類

食用菇類是TW式美體瘦身法中，相當具有幫助的食材之一。種類繁多，一年四季多半都有市售，相當便利，且口感佳。像雞柳、雞胸肉這些高蛋白質的食材中，通常也因為缺少水分致使具有乾巴巴的食材特性，但這種只要跟蘑菇一起搭配就能很容易入口。此外，蘑菇類富含食物纖維，對於在減肥中發生便祕的人來說也很有幫助。不過，他從頭到尾都只能當配菜喔！只吃蘑菇吃到塞滿肚子就不對了。

杏鮑菇

杏鮑菇是義大利料理及法國料理的必備食材也是絕佳的減肥食材

杏鮑菇是義大利料理及法國料理裡一定看得到的食材之一，在加熱後口感會變得脆脆的，常常用嫩煎或是放入湯品的方式調理。我個人非常喜愛杏鮑菇吃起來的口感，總是買了一些存放在我自己的廚房裡，隨時可以加入我要吃的料理裡。它的食物纖維可是非常的高喔！

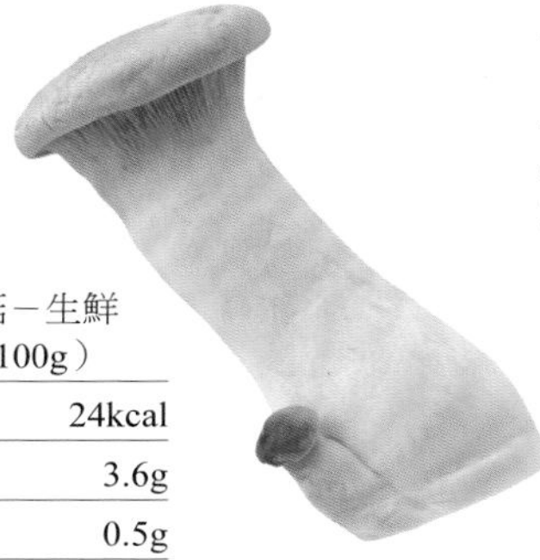

袖珍菇・杏鮑菇－生鮮
（可食用部分約100g）

熱量	24kcal
蛋白質	3.6g
脂質	0.5g
醣質	3.1g
食物纖維	4.3g
適當取量	一包100g、一跟10～20g

3Weeks Diet ○　Daily Diet ○

鴻喜菇

鴻喜菇具有豐富的食物纖維且口感極佳是瘦身減肥中絕不可缺席的必備食材

鴻喜菇含有麩氨酸等美味成分，而且味道不錯，外型的賣相也很受歡迎，是一種好調理的食材。一般的鴻喜菇是從山毛櫸等樹的朽木中冒出來的，而另外有一種「真姬褶離傘」則是極為希少的高級品。一般的鴻喜菇的價格穩定，是隨手可得的低卡路里食材。

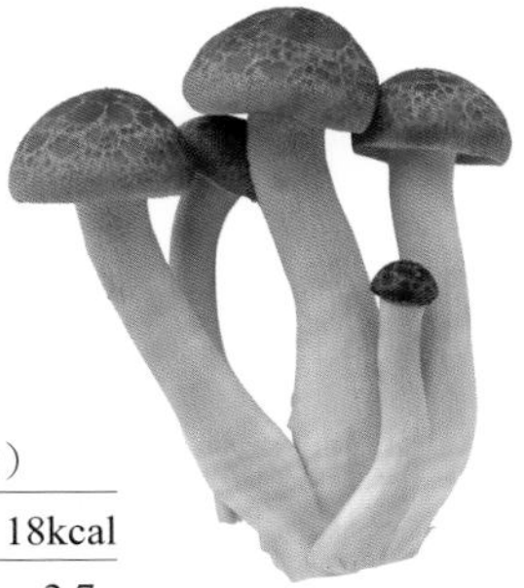

鴻喜菇－生鮮
（可食用部分約100g）

熱量	18kcal
蛋白質	2.7g
脂質	0.6g
醣質	1.3g
食物纖維	3.7g
適當取量	小包一包100g

3Weeks Diet ○　Daily Diet ○

舞菇

舞菇是含有鋅、菸鹼酸、維他命D及食物纖維的健康菇類

舞菇富含維他命、礦物質及食物纖維。一般拿來做湯品、鍋類料理、煎炒等菜餚。雖然它有助於瘦身的營養成分開始受到注目，但是必須要達到一定的攝食量才會有所幫助。由於所含的食物纖維相當豐富，所以對於壓抑血壓及膽固醇升高都非常地有助益。

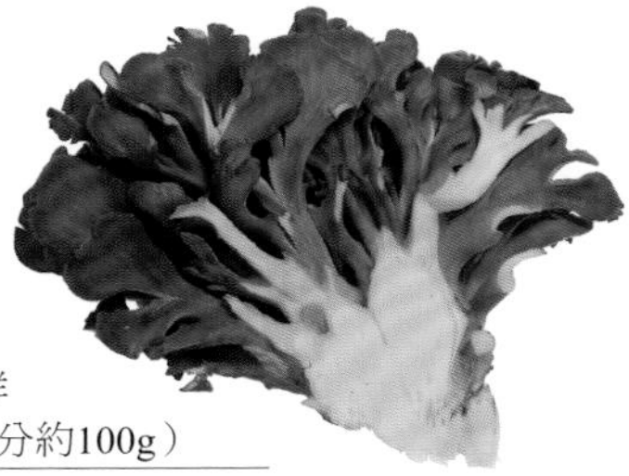

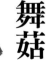

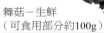

舞菇－生鮮
（可食用部分約100g）

熱量	16kcal
蛋白質	3.7g
脂質	0.7g
醣質	0.0g
食物纖維	2.7g
適當取量	小包一包100g

3Weeks Diet ○　Daily Diet ○

香菇

Mushroom

香菇能幫清淡的食材提味
可以放入湯裡，或熬製高湯

香菇不但美味，而且食物纖維豐富。在瘦身減肥時，可以將香菇塞入雞肉丸子裡，或是放到湯品裡。此外，香菇裡含有香菇漂呤這項營養成分，他能有效地協助高血壓及低血壓者控制血壓，亦有控制膽固醇的效用。

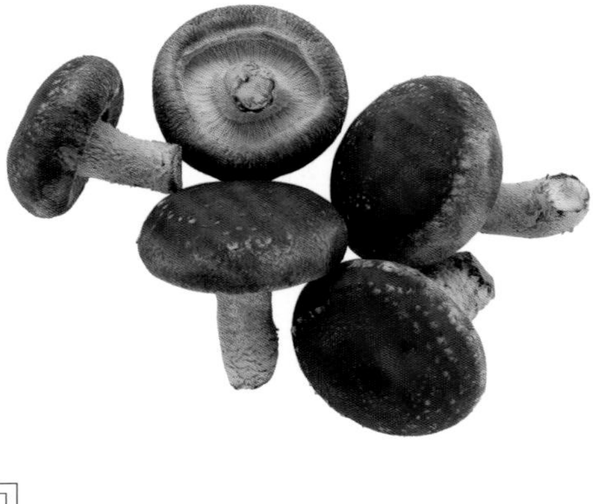

3Weeks Diet ○ Daily Diet ○

生香菇－生鮮
（可食用部分約100g）

熱量	18kcal
蛋白質	3.0g
脂質	0.4g
醣質	1.4g
食物纖維	3.5g
適當取量	一個10～30g

曬乾的香菇

3Weeks Diet ○ Daily Diet ○

乾香菇－生鮮
（可食用部分約100g）

熱量	182kcal
蛋白質	19.3g
脂質	3.7g
醣質	22.4g
食物纖維	41.0g
適當取量	一個2～5g

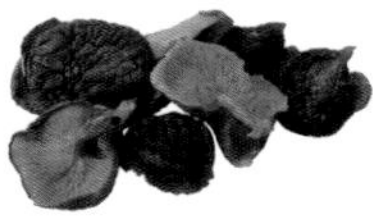

可以用乾的香菇熬製高湯，然後放入蔬菜、日常瘦身減肥法的話，可以再加入豆腐食用。

美 Column

在3周美體瘦身法的實踐中，使用營養補給品輔助。

我個人常常會透過營養補給品來攝取不足的礦物質及維他命。營養補給品通常是用超低卡路里的食材去合成製作的，從必需攝取的部分中攝取除剛好需要的量，所以對必須破壞飲食均衡的3周美體瘦身法，相當的有幫助。靠吃蔬菜等天然食材消化吸收營養當然是最好的，但在有效達到目標的身材之後，在日常生活減肥法中，培養從飲食上巧妙地攝取營養的習慣也是很重要的。

金針菇

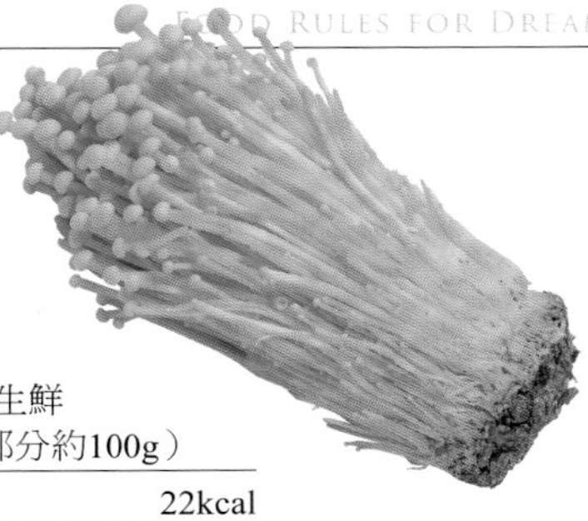

金針菇營養價值遠勝香菇 不論是做鍋類料理或是煎炒 都不能缺席

一年四季都買得到的金針菇，模樣有點像豆芽菜，跟野生的金針菇外貌截然不同。其營養價值甚高，用火煎過會稍帶滑溜狀，跟乾巴巴的食材搭配在一起會很容易入口。很建議3周美體瘦身法的實踐者跟雞胸肉及雞柳拌在一起食用。

金針菇－生鮮
（可食用部分約100g）

熱量	22kcal
蛋白質	2.7g
脂質	0.2g
醣質	3.7g
食物纖維	3.9g
適當取量	一袋100g

3Weeks Diet ○　Daily Diet ○

滑菇

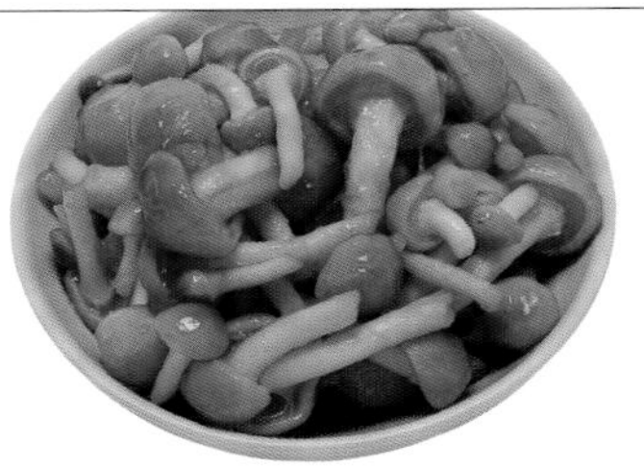

可利用其黏滑性及脆口感 放入漢堡肉中使之有黏性 也可以加入茶碗蒸

滑菇菌傘開得較小的會比較有黏滑性，長得比較大的則吃起來會有脆口感。我個人都將滑菇摻入雞胸肉絞肉做成的漢堡肉裡，或是依蛋白與蛋黃為3比1的比例加入茶碗蒸裡當配菜使用。

滑菇－生鮮
（可食用部分約100g）

熱量	15kcal
蛋白質	1.7g
脂質	0.2g
醣質	1.9g
食物纖維	3.3g
適當取量	一袋80～100g

3Weeks Diet ○　Daily Diet ○

洋蘑菇

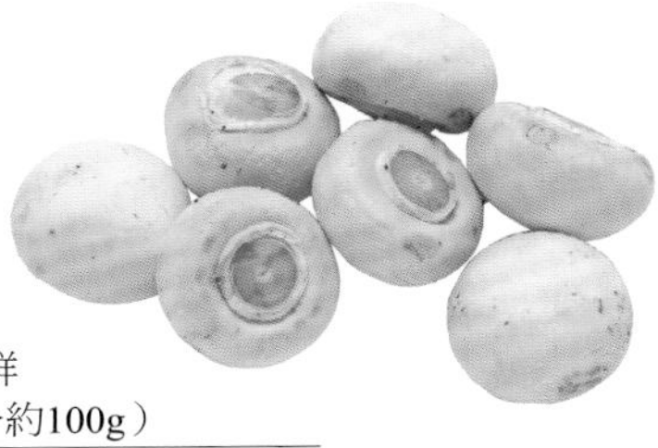

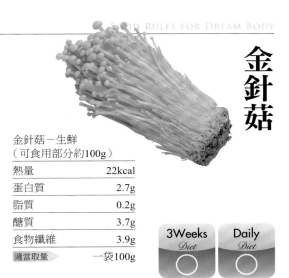

洋蘑菇有整理腸道的功能 依烹調方式不同， 選擇不同顏色的蘑菇

洋蘑菇富有維他命及食物纖維，並有分白色、乳白色跟茶色三種。茶色的香氣濃郁、白色的則適合生吃。我個人則很喜歡生吃白色的蘑菇。吃味道較濃厚的菜餚時，洋蘑菇也可以取代米飯。

洋蘑菇－生鮮
（可食用部分約100g）

熱量	11kcal
蛋白質	2.9g
脂質	0.3g
醣質	0.1g
食物纖維	2.0g
適當取量	一袋100g、1個10g

3Weeks Diet ○　Daily Diet ○

3Weeks Diet ○ Daily Diet ○

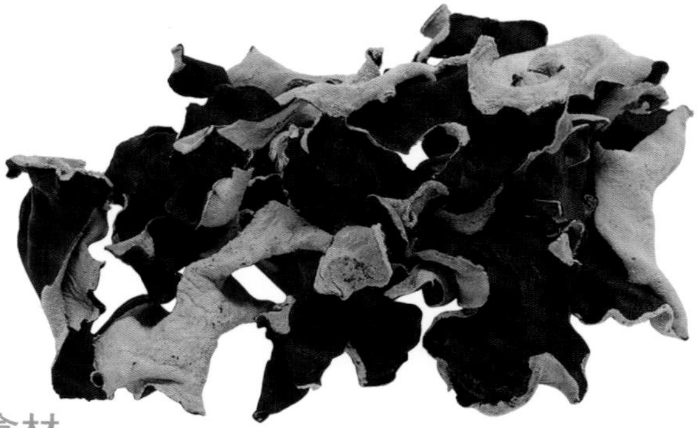

木耳

Mushroom

放到冷水或溫水裡
就會擴展10倍的一種藥膳食材

木耳分為在中華料理煎炒或做成醋料理經常使用到的黑木耳，以及加在湯品或甜點裡的白木耳。但不論是黑還是白，都是以乾燥品方式保持。所以，入手後需要多花點時間，泡入冷水或溫水中。木耳是能夠吸收到豐富鐵質、鈣質、錳、維他命D等的食材。很建議有貧血問題的女性食用。

木耳－汆燙
（可食用部分約100g）

熱量	13kcal
蛋白質	0.6g
脂質	0.2g
醣質	0.0g
食物纖維	5.2g
適當取量	乾燥木耳，一個0.5～1g

美 Column

任何告訴你「只要～，就能瘦」，卻往往無法讓妳真的曲線窈窕的真相

以往曾風靡一時的香蕉減肥法，就是「只要～，就能瘦」這類減重法的一個經典代表，經常能看到許多像這種只要選取一種蛋白質、脂肪、醣質比較平均的食材，就打著號稱能夠達到減肥神效的口號。若持續這種單一食材減肥的方式，身體自然而然變成不易燃燒脂肪的體質。且正因為實踐者只有攝取單一食材，造成身體變成了省能源式的體質。看到這裡，也許有些人會想說：『嗯！TW式美體瘦身法好像也是只吃雞肉的瘦身法而已』。但其實不然，只要詳看本書所介紹的各種食材及料理就知道了，TW式美體瘦身法並不只是這樣「侷限一格」，而是為了打造美體的曲線，在壓制脂肪及醣質的過度攝取之外，也要吃各種食品，並適量從中攝取必要的營養素，使其成為熱量。也就是說，TW式美體瘦身法強調的是活用熱量，並達到有效燃燒脂肪換得美麗曲線的結果。

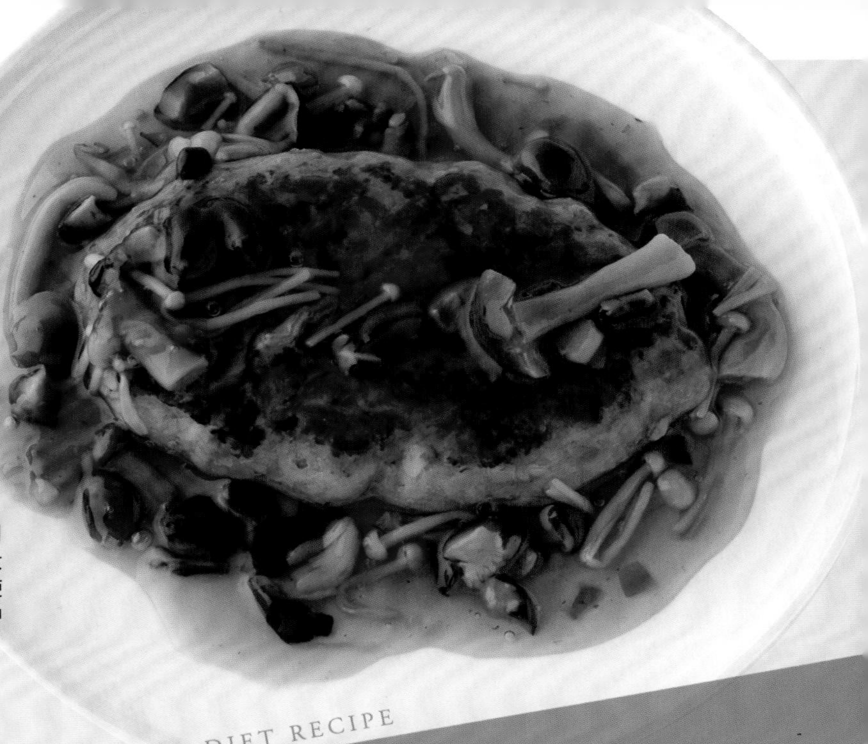

這道菜裡的漢堡肉是使用牛肉中所含脂肪較少的大腿肉。加入洋蔥及蛋白使其變成黏糊狀，方便集中調理。

TOTAL Workout DIET RECIPE

主菜

因為減肥而什麼都不能吃，當全家人坐在一起吃東西時，如果大家都有一盤主菜就只自己沒有，心裡難免會有些落寞吧！別擔心，這裡還是幫你準備了一些平常就合胃口，適合日常生活減肥法吃的主菜。

RECIPE 01

和式牛大腿漢堡肉餐

[1人分]

3Weeks Diet ×　Daily Diet ○

熱量	234kcal
蛋白質	28.5g
脂質	9.2g
醣質	5.1g
食物纖維	1.1g

材料

牛絞肉（大腿肉） 120g
洋蔥（切碎） 20g
蛋白10g
鹽 少許
胡椒 少許
A
瘦身用蕎麥麵沾醬※1 30cc
和風口味高湯
羅漢果甜味醬 5g
日式太白粉（與水融合） 少許
鴻喜菇
金針菇
香菇

[作法]

① 將牛絞肉、洋蔥、蛋白、鹽、胡椒等放入調理碗中攪拌，弄成漢堡肉的片狀肉團。
② 製作醬汁。將A 放入鍋裡，再將切過的菇類放入。開火將其煮開後，倒入日式太白粉勾芡。
③ 將❶放入鐵氟龍加工過的平底鍋煎過。
④ 將煎好的漢堡肉盛到盤子上，然後淋上❷。

※1 第140頁將會有關於瘦身用蕎麥麵沾醬的詳細介紹。

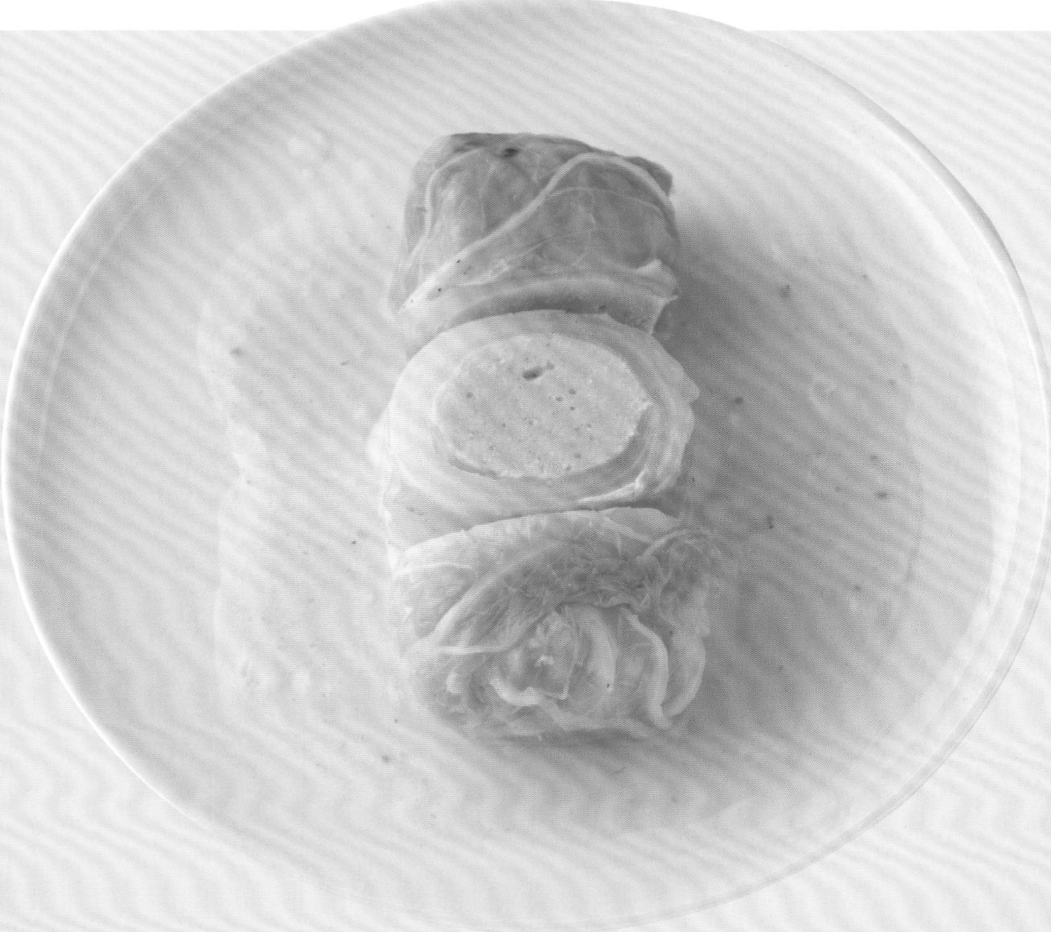

RECIPE 02

雞柳白菜捲

[1人分]

這道菜是將雞柳的絞肉做成一個個的塊狀，然後用軟糊狀的白菜包起，放入湯裡燉製的菜。

3Weeks Diet ○　Daily Diet ○

熱量	101kcal
蛋白質	18.5g
脂質	0.6g
醣質	4.0g
食物纖維	1.6g

材料

雞絞肉（雞柳）　120g
洋蔥（切碎）　20g
鹽　少許
椒椒　少許
蛋白　10g
白菜（氽燙）　1片
法式清湯塊　200cc

[作法]

① 先將雞柳用食物調理器打碎做成絞肉。
② 將❶、洋蔥、蛋白、鹽、椒椒等攪拌，弄成肉塊狀。
③ 用準備好的白菜將❷捲起來。
④ 將法式清塊放入鍋裡，同時將❸放入燉煮即可。

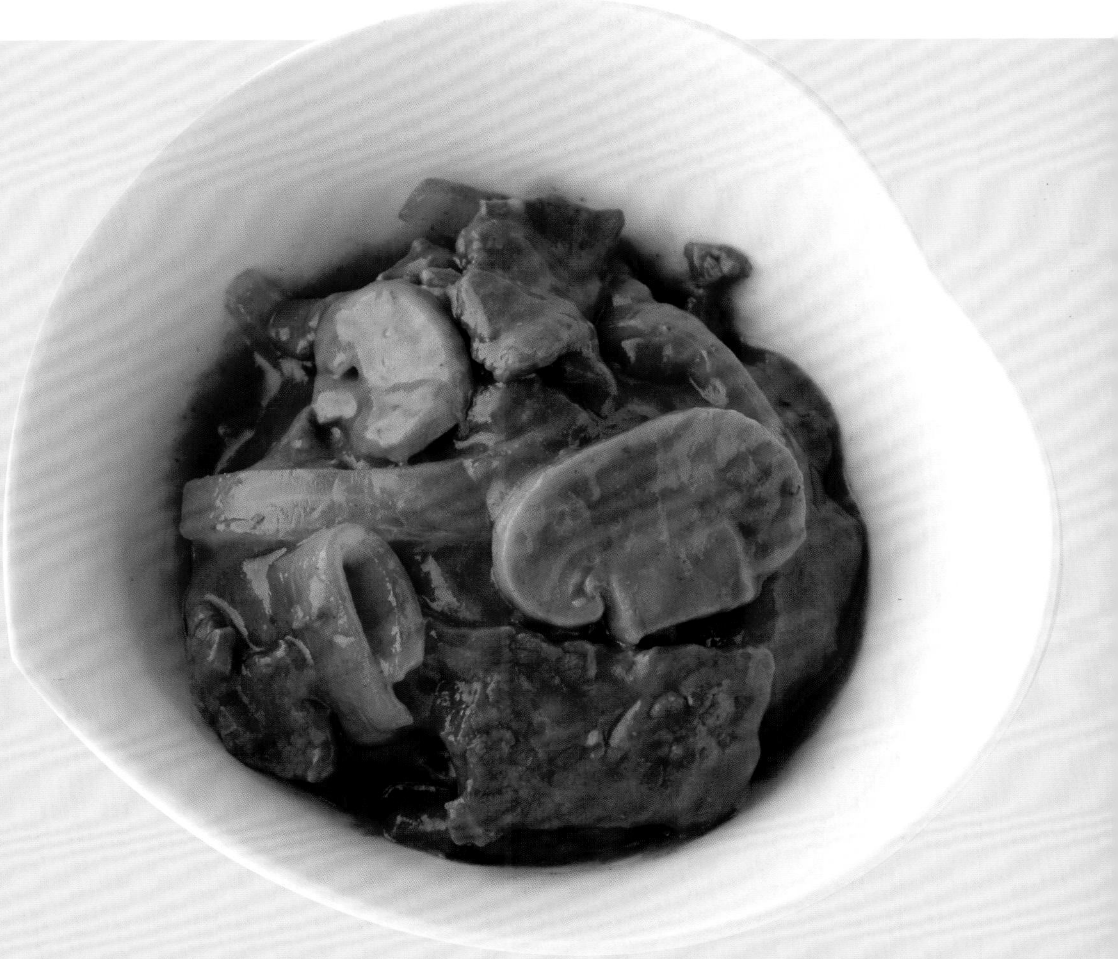

你是不是也曾想過：「偶爾在減肥瘦身中也會想要來一道用日式燴飯醬汁做成的菜餚呀！」呢？是的話，這道菜就可以滿足你的渴望。

RECIPE 03

俄羅斯優酪乳牛腱肉

[1人分]

3Weeks Diet	Daily Diet
×	○

熱量	184kcal
蛋白質	16.7g
脂質	8.3g
醣質	9.5g
食物纖維	0.7g

材料

生牛腱肉（薄切） 60g
洋蔥（薄切） 20g
洋蘑菇（薄切） 10g
鹽 少許
胡椒 少許
甜椒（粉狀） 少許
日式燴飯醬 60g
法式清湯塊 60cc
零脂肪優酪乳 20g

[作法]

① 將鹽、胡椒、甜椒粉灑在牛肉上攪拌。
② 在以鐵氟龍加工的平底鍋上放入洋蔥及❶炒過，當牛肉的顏色變了之後，再放入法式清湯塊及日式燴飯醬一起燉。
③ 當牛肉變嫩之後，就將優酪乳、洋蘑菇放入繼續燉。

要注意果糖的攝取。也不可飲食過量。

Fruit

水果類

水果往往有香甜的口感，可以滿足內心裡的欲望。但是在TW式美體瘦身法的實踐中，可就要多小心注意了。吃水果不用擔心會有吸收到脂質的問題，因為水果通常不會含有脂肪。但是相對地，水果中富含著果糖，所以醣質含量多，因此果糖並不適合美體瘦身時的攝食。先前曾經有一段時間流行過靠水果瘦身的方法，但那麼實行只會適得其反而已。由於水果的水分較多，如果一昧地只吃水果雖然能達到飽腹，並壓抑熱量的攝取，致使體重短時間內減少，看起好像達到了不錯的效果。但事實上，身體會跟著變成偏寒的體質，造成代謝遲緩，到頭來反而變成了難瘦的體質了。水果富含有各類的維他命，在飲食生活中，請小心注意適量取用。

葡萄柚

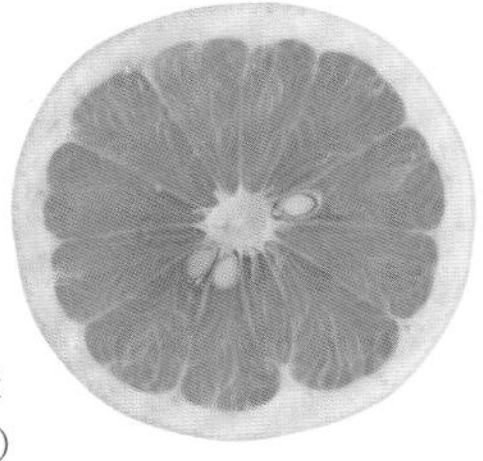

葡萄柚交錯微微的芳香
及苦澀有助於放鬆
也能預防浮腫及消除疲勞

我個人很喜歡葡萄柚，是能夠讓人吃了後放鬆的水果。因葡萄柚含有多酚，所以會同時交錯柔和的芳香味及些許苦澀口感。粉紅色的果肉裡，則含有β胡蘿蔔素及茄紅素。3周美體瘦身法的實踐中，可以將一瓣葡萄柚切下來做成葡萄柚凍來吃。日常瘦身減肥法的話，就可以吃整顆沒有關係。

葡萄柚・果粒－生鮮
（可食用部分約100g）

熱量	38kcal
蛋白質	0.8g
脂質	0.1g
醣質	9.0g
食物纖維	0.6g
適當取量	一包300g～400g

3Weeks Diet △　Daily Diet ○

※一瓣左右

檸檬

3周美體瘦身法中，
只能接受榨一點汁的程度
具有良好防治感冒的效用

檸檬具有高維他命C，能提昇免疫力及抗氧化作用，能夠有效的預防感冒。其含有的檸檬酸更能促進熱量代謝。在3周美體瘦身法的實踐中，如果加入一些檸檬汁是還在可以接受的範圍裡。而且拿來醃泡海鮮或加在一般的肉食料理中，則能有效的促進食欲。

檸檬・整顆－生鮮
（可食用部分約100g）

熱量	54kcal
蛋白質	0.9g
脂質	0.7g
醣質	7.6g
食物纖維	4.9g
適當取量	一顆100g、果汁一大匙15g

3Weeks Diet △　Daily Diet ○

※大概榨一點汁

草莓

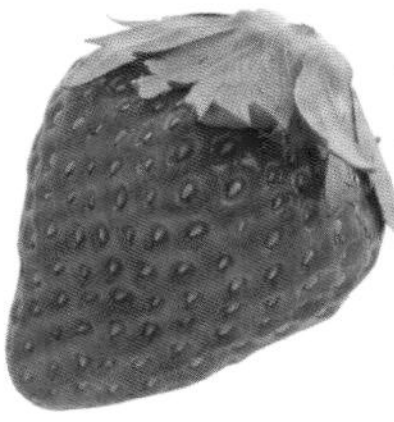

草莓富含維他命C
是種口味酸酸甜甜的水果

草莓內含的花色素苷成分具有解消肝臟弱化及恢復雙眼疲勞的效果。雖然不是糖分特別高，但應避免易入口而過度攝食，所以若是3周美體瘦身法的實踐者，大概要控制在吃2~3個左右，日常瘦身減肥法的實踐者則不要吃太過多就好。還有，不可以搭配煉乳吃喔！

檸檬・整顆－生鮮
（可食用部分約100g）

熱量	34kcal
蛋白質	0.9g
脂質	0.1g
醣質	7.1g
食物纖維	1.4g
適當取量	中等大小一顆15g

3Weeks Diet △　Daily Diet ○

※2~3顆左右

Fruit

蘋果

蘋果對腸胃不錯，也能防止老化
但還是要注意不要吃得太多

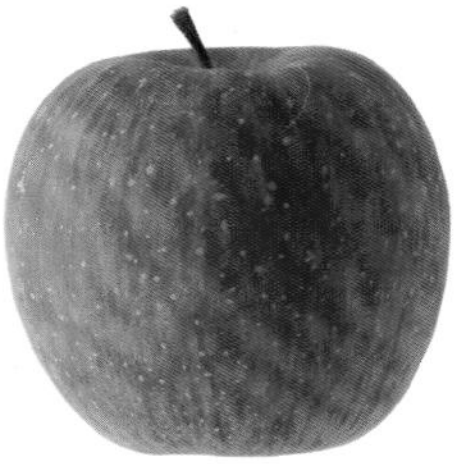

蘋果富含食物纖維中的果膠，且有整腸的效用。同時也含有具排毒及抗老效用的蘋果多酚。但是蘋果一百克就有54千卡的卡路里，所以吃得太多的話，也是不好的。3周美體瘦身的話是吃都不能吃，日常生活瘦身法的話，則是只能吃半顆而已。

蘋果－生鮮
（可食用部分約100g）

熱量	54kcal
蛋白質	0.2g
脂質	0.1g
醣質	13.1g
食物纖維	1.5g
適當取量	一份200g～300g

3Weeks Diet ╳　Daily Diet △

※只能吃半顆

橘子

橘子具有讓人伸手一顆接著一顆的魅力
雖然口感不錯，但是在飲食時，
要特別注意節制

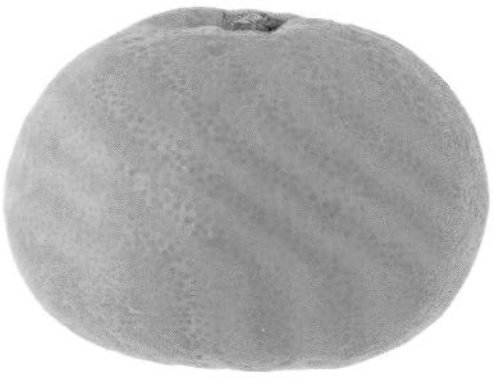

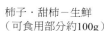

橘子也富有維他命C及提升免疫力的成分。特別是溫州柑橘中所含有的隱黃素，具有癌症的預防效果。但要注意別因為口感不錯就只吃這個，因為他會使人的體質變得寒冷，進一步造成你的體脂肪不易燃燒。

溫州柑橘－生鮮
（可食用部分約100g）

熱量	46kcal
蛋白質	0.7g
脂質	0.1g
醣質	11.0g
食物纖維	1.0g
適當取量	一顆70~100g

3Weeks Diet ╳　Daily Diet △

※只能吃一顆

柿子

柿子的營養價值高但糖分也很高，
如果吃了甜柿，請相對的多動

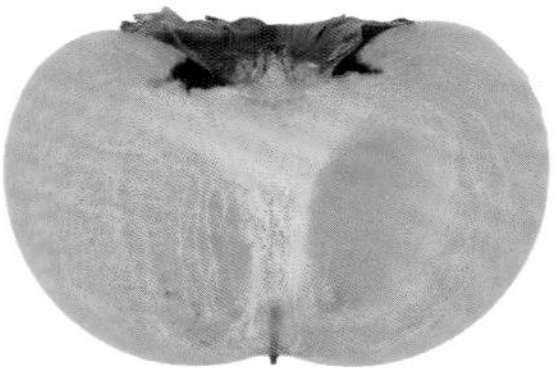

柿子富含維他命、礦物質及丹寧（鞣質）等營養成分，俗話說：「柿子紅了，醫生的臉就綠了！」。在水果當中，是卡路里比較多、醣質也高的一種，3周美體瘦身法的實踐者請記得避免。特別是其醣質含量更遠超過一般人們認知，如果吃了，千萬記得要多動。

柿子・甜柿－生鮮
（可食用部分約100g）

熱量	60kcal
蛋白質	0.4g
脂質	0.2g
醣質	14.3g
食物纖維	1.6g
適當取量	甜柿一顆 150~200g

3Weeks Diet ╳　Daily Diet △

※只能吃半顆

葡萄

葡萄糖就是從葡萄萃取出來的 可想而知，葡萄的糖分很高， 減肥中的攝食要特別小心

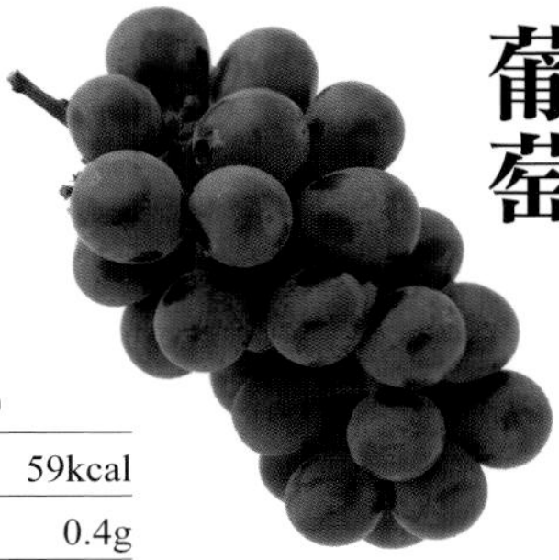

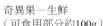

葡萄具有抗氧化作用的多酚。他是我個人最喜好的水果，但是醣質很多，所以我一直都有在控制攝食量。日常生活減肥法的實踐者，只能吃5～7顆左右；3周美體瘦身法的實踐者則應避而遠之。此外，葡萄衍生出來的各種食品也都具有高糖分的存在，諸如：葡萄乾、葡萄汁、用葡萄發酵的紅酒也都要避免攝食。

葡萄－生鮮
（可食用部分約100g）

熱量	59kcal
蛋白質	0.4g
脂質	0.1g
醣質	15.2g
食物纖維	0.5g
適當取量	一串150g、大顆的一顆10g、小顆的一顆5g

3Weeks Diet ×　Daily Diet △

※只能吃5～7顆

梨子

梨子很好吃，吃起來有脆脆的口感 但在瘦身減肥時請注意其攝食量

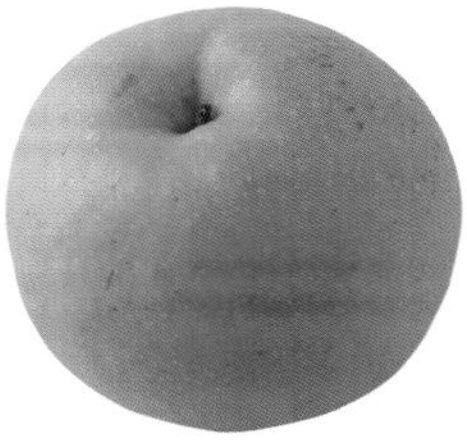

梨子含了90%的水分、食物纖維、鉀及天門冬胺酸等多項營養成分。吃梨子能夠充足地補充水分，也能有效預防酷夏造成的疲勞。但如果是3周美體瘦身法的實踐者就不適合吃，日常瘦身減肥法的實踐者則是只能吃半顆左右。

梨子・日本梨－生鮮
（可食用部分約100g）

熱量	43kcal
蛋白質	0.3g
脂質	0.1g
醣質	10.4g
食物纖維	0.9g
適當取量	一個250g

3Weeks Diet ×　Daily Diet △

※只能吃半顆

奇異果

奇異果富含維他命C及維他命E 是具有美容效果的水果，但不能吃太多

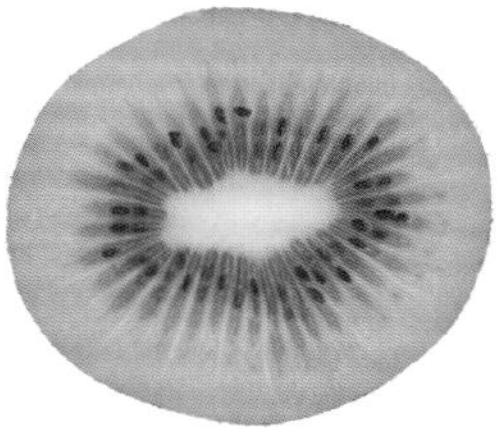

奇異果具有維他命C、維他命E及食物纖維等多種營養。如果跟優酪乳搭配一起吃，具有不錯的整腸效果。如果將生鮮的奇異果打醬，配著肉類或魚類料理一起吃的話，其醬汁能發揮分解肉類及魚類蛋白質的效果，將奇異果搗成泥狀加入咖哩也是很不錯的吃法喔！

奇異果－生鮮
（可食用部分約100g）

熱量	53kcal
蛋白質	1.0g
脂質	0.1g
醣質	11.0g
食物纖維	2.5g
適當取量	一個100～120g

3Weeks Diet ×　Daily Diet △

※一天只能吃一顆

桃子

因為桃子的主要成分是糖分 所以在瘦身減肥時，絕對是要避免的

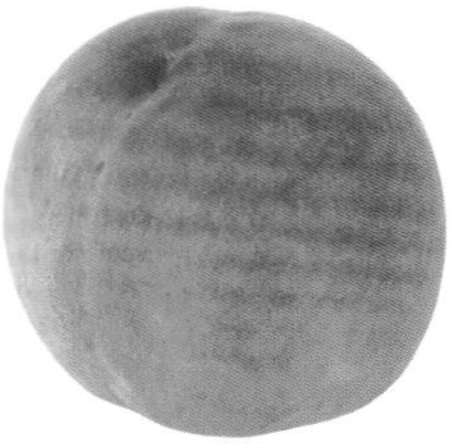

桃子鮮嫩多汁，味道酸酸甜甜。桃核很大，可食用的桃肉並不多，但即使如此，仍然是高糖分的水果。在日常瘦身減肥法的實踐，飲食量必須有所節制。3周美體瘦身法的實踐則不能夠吃。但桃子富含菸鹼酸，對於消除便祕相當地有幫助。

蘋果－生鮮
（可食用部分約100g）

熱量	40kcal
蛋白質	0.6g
脂質	0.1g
醣質	8.9g
食物纖維	1.3g
適當取量	一顆200g

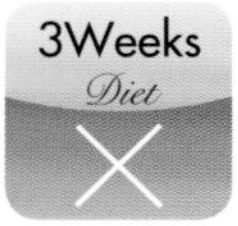
3Weeks
Diet
×

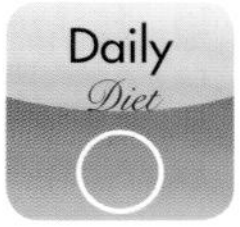
Daily
Diet
○

※只能吃半顆

芒果

芒果若應用於日常瘦身減肥中 可以作為醬汁或用餐後甜點

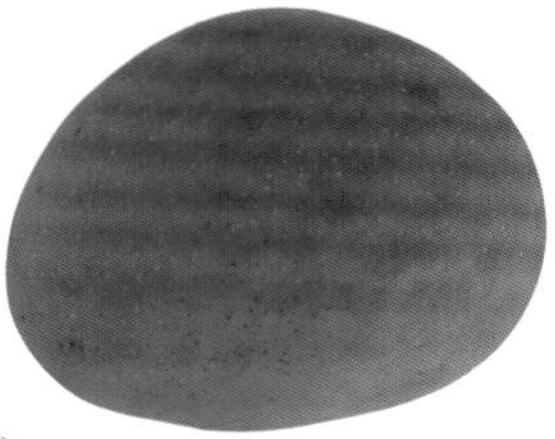

芒果富含維他命C、維他命E、胡蘿蔔素，具有美化肌膚、消除眼睛疲勞、防止老化的效果。此外，也富含了準孕婦們所需要的營養成分葉酸。由於芒果屬於南國系的水果，所含糖分較多，所以日常瘦身減肥法的實踐者也不能天天吃，只能偶爾吃喔！

芒果－生鮮
（可食用部分約100g）

熱量	64kcal
蛋白質	0.6g
脂質	0.1g
醣質	15.6g
食物纖維	1.3g
適當取量	一顆250～300g

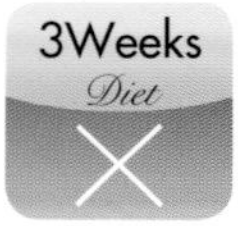
3Weeks
Diet
×

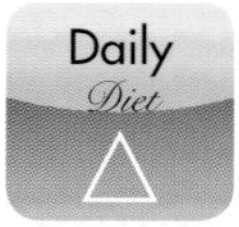
Daily
Diet
△

※注意過於頻繁

酪梨

酪梨的脂肪過高 做成酪梨油攝食才適當

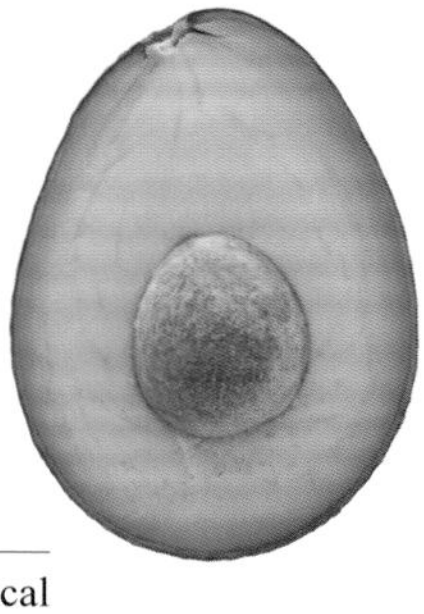

酪梨有「森林中的奶油」之稱，顧名思義就可以知道他的脂肪有多高了，不但如此，卡路里也極高，所以任何減肥法的實踐都不適合食用。但是酪梨含有亞麻油酸及亞麻酸等不飽合脂肪酸，所以不要吃他的果肉，而是將他做成酪梨油（請參照141頁）後再來攝食較好。

酪梨－生鮮
（可食用部分約100g）

熱量	187kcal
蛋白質	2.5g
脂質	18.7g
醣質	0.9g
食物纖維	5.3g
適當取量	一個200g

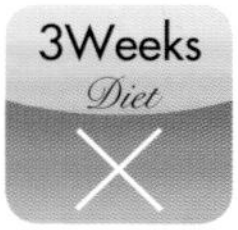
3Weeks
Diet
×

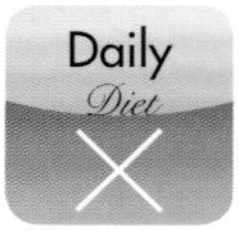
Daily
Diet
×

鳳梨

不能吃罐頭鳳梨片
日常瘦身減肥法的實踐者，
可以薄切一片鳳梨幫菜餚加甜味

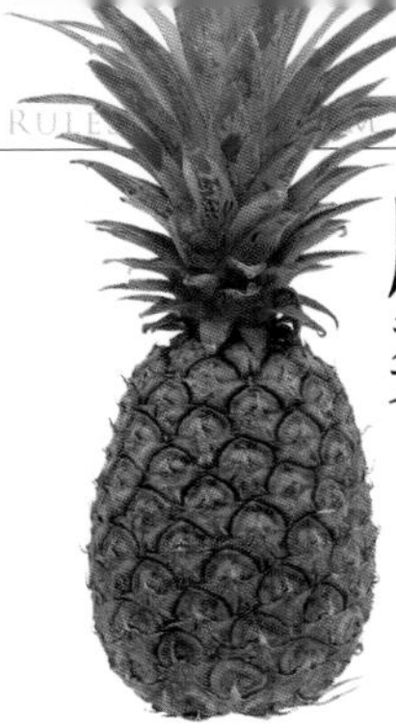

鳳梨的主要成分是醣質、檸檬酸及蛋白質分解酵素。3周美體瘦身法不能攝食，日常瘦身減肥法的實踐者則只能薄切一片，取代砂糖幫菜餚調出甜味。不過記得，罐頭的不能食用。如果以鳳梨配羅漢果甜味醬做出的照燒雞肉，則相當美味。

鳳梨－生鮮
（可食用部分約100g）

熱量	51kcal
蛋白質	0.6g
脂質	0.1g
醣質	11.9g
食物纖維	1.5g
適當取量	一顆2kg

3Weeks Diet ×　Daily Diet △

※薄切1片

藍莓

莓果類可幫助美容及消除眼睛疲勞
也會讓菜餚增添繽紛的色彩

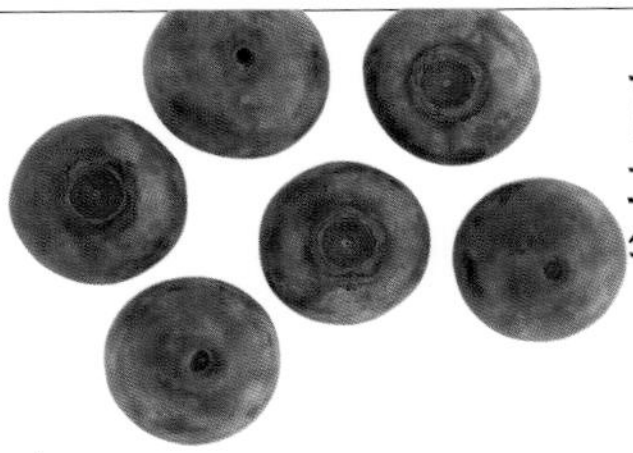

莓果類諸如藍莓、覆盆莓等皆具有花色素苷，可以預防眼睛疲勞及因為高齡而產生的視力低落症狀。且富含維他命C、對美容很有幫助。但是不是適合大量吃的水果，如果是3周美體瘦身法的實踐者，請注意只能吃10～15顆左右的量喔！

藍莓－生鮮
（可食用部分約100g）

熱量	49kcal
蛋白質	0.5g
脂質	0.1g
醣質	9.6g
食物纖維	3.3g
適當取量	十顆20g

3Weeks Diet △　Daily Diet ○

※只能吃10～15粒左右

香蕉

注意！在減肥中千萬不能吃香蕉
因為吃一根香蕉所吸收的醣質，
等於吃了一餐米飯的分量

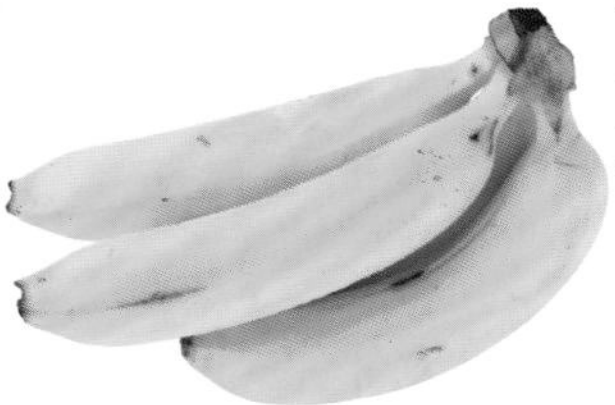

香蕉的卡路里很高，所以在日常瘦身減肥法中，只能吃半根。3周美體瘦身法則提都別提了。有句話說「有運動的人應該多吃香蕉」，其根據來自於香蕉富含的醣質可以轉化為熱量之故。如果要讓身體變健壯，那就吃吧！但他終究會讓人變胖，所以我個人是連買都不會去買。

香蕉－生鮮
（可食用部分約100g）

熱量	86kcal
蛋白質	1.1g
脂質	0.2g
醣質	21.4g
食物纖維	1.1g
適當取量	一根120～150g

3Weeks Diet ×　Daily Diet △

※只能吃半根

甜品菜單

即使是在減肥的實踐中，大家都還是會有嘴饞想吃甜食的時候。TW咖啡廳裡，也都有準備許多健康系的甜品，在這裡跟大家介紹。不過，即使這些甜食是精心規劃，甜食終究是甜食，攝取時要小心喔！

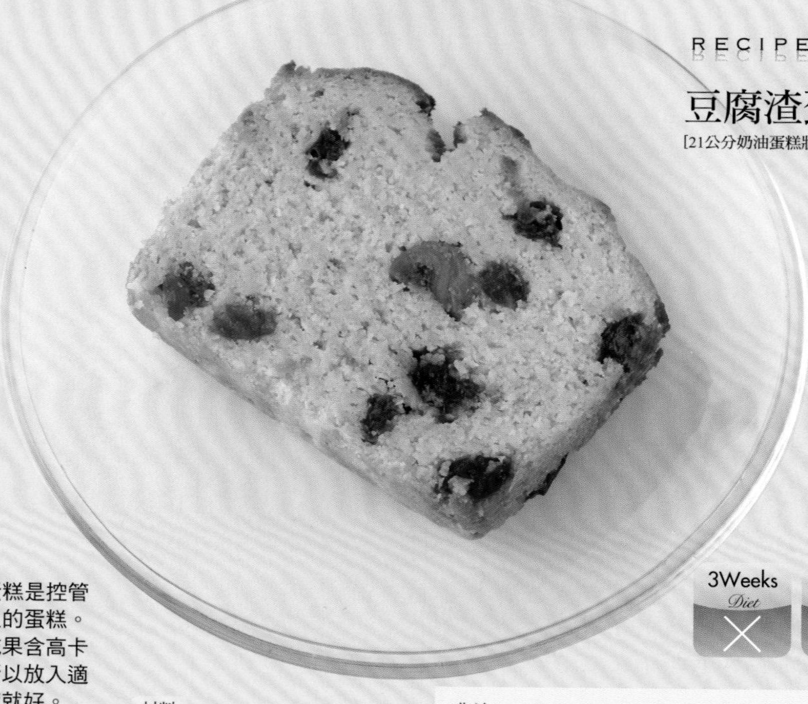

RECIPE 01

豆腐渣蛋糕

[21公分奶油蛋糕狀、切成15片]

3Weeks Diet ×　Daily Diet ○

豆腐渣蛋糕是控管好卡路里的蛋糕。內餡的乾果含高卡路里，所以放入適量的程度就好。

材料

豆腐渣　250g
有機起酥油　125g
低筋麵粉　50g
發粉　6g
蛋白　4顆的量
羅漢果甜味醬　75g
乾果泡萊姆酒　150g
A（乾果泡萊姆酒的材料）
葡萄乾　20g
洋李　20g
杏果　20g
覆盆莓　20g
萊姆酒　20cc
水　50cc

熱量	132kcal
蛋白質	2.7g
脂質	9.0g
醣質	6.6g
食物纖維	2.4g

（約1/15片）

[作法]

① 先調製乾果泡萊姆酒。將萊姆酒跟水摻在一起，然後煮開。煮開後再放著讓他冷卻，接著將葡萄乾、洋李、杏果、覆盆莓放入浸泡。
② 將有機起酥油放入調理碗中，保持常溫使其融化，再接著依羅漢果甜味醬、蛋白、豆腐渣的順序逐一和入。
③ 接著將低筋麵粉用篩子篩過，並與發粉及❶的水果群混入❷後攪拌，然後再倒入烘焙模具裡。
④ 將烤箱調到145度，將❸焙烤50分鐘左右。
⑤ 將❹從烘焙模具裡拿出，等冷卻了之後，切成15等分就可以了。

蛋白豆漿布丁吃起來口感不錯。吃起來有點微微的甜味，相當可口，但是一天只以攝食一個為限。

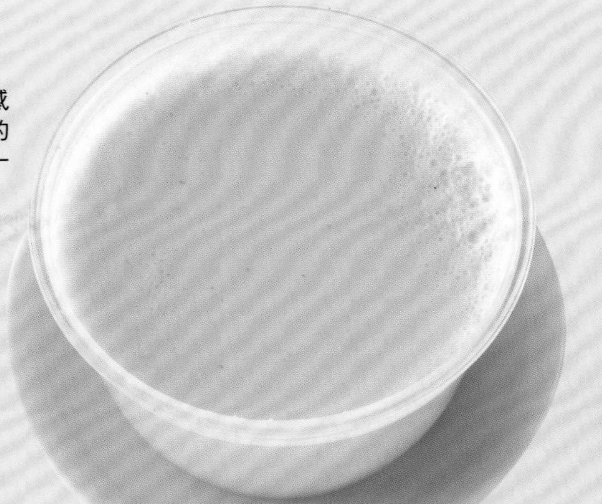

RECIPE 02

豆漿布丁

[布丁型，6個]

3Weeks Diet ○　Daily Diet ○

熱量	54kcal
蛋白質	6.1g
脂質	1.8g
醣質	2.7g
食物纖維	0.2g

（約一個）

材料

豆漿　500cc
羅漢果甜味醬　50g
蛋白　170g
香草豆莢　少許

[作法]

① 將蛋白倒入調理碗內打散。
② 將豆漿、羅漢果甜味醬、香草豆莢放入加熱。
③ 開始有蒸氣飄出時，就跟❶和在一起，先濾除雜質，然後倒入布丁模具裡。
④ 然後放到80度的蒸具裡，蒸個50分鐘以上即可。

RECIPE 03

戚風蛋糕

[18公分的戚風型，切成8塊]

材料

蛋白　180g
羅漢果甜味醬　50g
低筋麵粉　52
豆漿　20cc
乳清蛋白分離物　1.5g
柚子（切片）　15g

3Weeks Diet ○　Daily Diet ○

熱量	38kcal
蛋白質	3.2g
脂質	0.2g
醣質	5.1g
食物纖維	0.3g

（約八分之一塊）

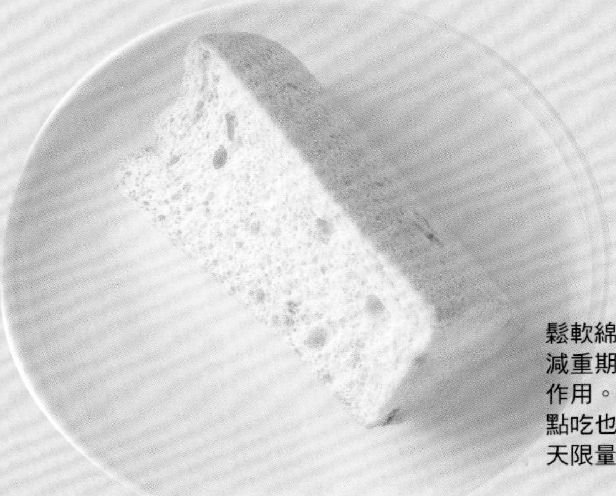

鬆軟綿密的戚風蛋糕，對減重期間的心靈有著療癒作用。卡路里很低，當甜點吃也不會造成負擔。每天限量一個切片。

[作法]

① 首先將蛋白倒入調理碗中打散，過程中分3次倒入羅漢果甜味醬，製做蛋白霜馬林糖。
② 將低筋麵粉用篩子篩過，再跟乳清蛋白分離物一起倒入❶中後攪拌使其混合在一起，再加入豆漿。
③ 將❷倒入烘焙模具裡，放進烤爐調145的高溫烤過。
④ 將蛋糕自烘焙模具取出，再切成8等分即可。

不過度偏用某樣食材，達到食材的選用豐富多元

Other ingredients

其他食材

很多人一聽到TW式瘦身餐這幾個大字，想必會先入為主的在腦海中浮現出「八成是靠雞柳減肥的吧！」的想法，但是事實並不是這樣的。倒不如說，不偏向任一種食材，達到均衡攝取才是最佳的減肥之道。「只偏向攝取某種食物的瘦身減肥法」，往往與健康及美麗背道而馳。我希望你在實踐TW式瘦身美體減肥法的同時，也能培養出挑選食材的眼光。好比說，關於乳製品，雖然在3周美體瘦身法之中是不可攝食的，但是在某些目的的瘦身法中，卻是打造女性美麗曲線的重要食材。所以在這時候，加工乳酪應該攝食多少量，如果換成茅屋起士替代的話，量要改成多少？如果了解這些的話，就可以有更寬闊的選擇，並朝向美體的目的勇往直前吧！

蛋白

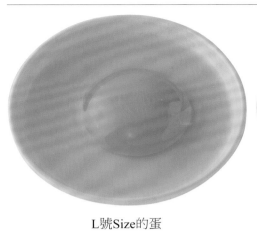

L號Size的蛋

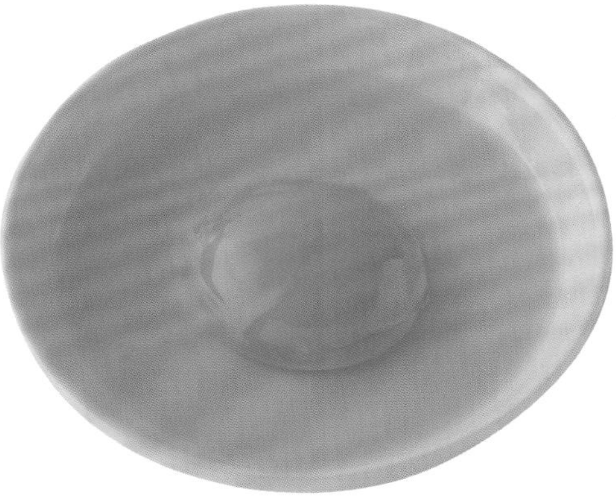

S號Size的蛋

雞蛋有L號跟S號Size的蛋，依其大小，蛋白的含量也不同。此外，蛋白的有效期限只在仍然可以生吃的期間裡。

3Weeks Diet	Daily Diet
○	○

雞蛋．蛋白－生鮮
（可食用部分約100g）

熱量	47kcal
蛋白質	10.5g
脂質	0.0g
醣質	0.4g
適當取量	蛋白一顆30kg

雞蛋只能吃蛋白
絕對要克制來自蛋黃的誘惑

蛋白可謂是蛋白質含量之王，TW式美體瘦身法中絕對看重的一樣食材。可以稍微煎過之後，用來包捲肉及蔬菜吃，也可以汆燙後剁碎摻入拉沙食用，可以應用的吃法有千百種。重點是，絕對要克制來自蛋黃的誘惑。在美國有一種叫做「Egg beater」的商品，就是指蛋白打汁，並用牛奶盒裝加以販售。在日本的家庭式餐廳裡，如果聽到客人用日語點餐說：「我要點一份エッグビーター（Egg beater）」時，意思就是請老板給他一份只有蛋白沒有蛋黃的蛋類料理的意思。

蛋黃

3Weeks Diet	Daily Diet
╳	△

雞蛋．蛋黃－生鮮
（可食用部分約100g）

熱量	387kcal
蛋白質	16.5g
脂質	33.5g
碳水化合物	0.1g
適當取量	蛋黃一顆20kg

蛋黃雖然營養價值非常的地高，但是相對脂質也是高的嚇人，所以不適合在瘦身減肥時吃。如果是日常瘦身減肥的實踐當中，記得吃了一顆蛋的蛋黃，就等於吃了三顆蛋的蛋白喔！

蛋白的簡單料理

這裡介紹一些使用蛋白所做的雞蛋料理。只要配上味道香濃的醬汁等，就會變得很好吃了。

RECIPE 01

3Weeks Diet ○ Daily Diet ○

蛋白蛋盅

[1人分]

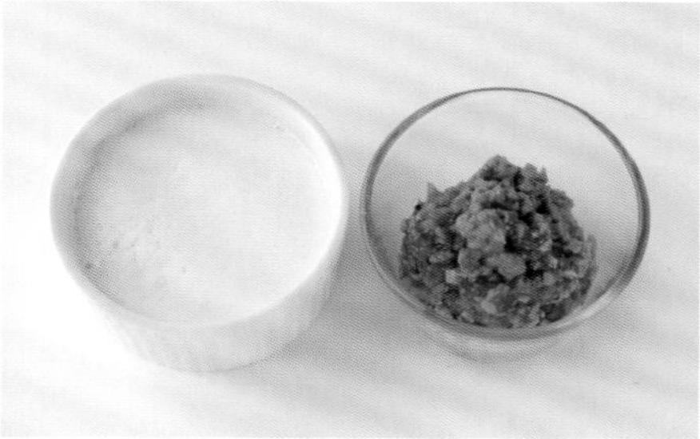

材料

蛋白　2顆的量
鹽　2g
胡椒　少許
乾咖哩　適量

熱量	84kcal
蛋白質	13.8g
脂質	1.2g
醣質	3.1g
食物纖維	0.7g

[作法]

① 蛋白、鹽、胡椒和在一起，然後倒入蛋盅裡。
② 蒸20分鐘。
③ 可以依自己的喜好決定，沾將乾咖哩當醬汁。

做好的乾咖哩可以分好幾次吃，很方便。蛋白蛋盅只要有蛋就能夠做了，現在一般人的早晨都趕著外出，會這道菜能便利許多。

RECIPE 01-1

乾咖哩

[乾燥成品 1.5kg]

材料

雞絞肉（雞胸肉去皮）　1kg
洋蔥（切碎）　300g
紅蘿蔔（切碎）　100g
西洋芹（切碎）　50g
番茄（1公分大小，切丁）　300g
蘋果（搗成泥狀）　半個

A
咖哩粉　30g
芫荽　6g
黑胡椒　6g
五香辣椒粉　12g
孜然粉　12g
日式太白粉　25g

羅漢果甜味醬　85g
鹽　15g
水　200cc

[作法]

① 將A先混合調配在一起。
② 將雞絞肉及200cc的水（可多準備一些，適當調配）及少許的鹽放入鍋內煮熱，再將肉撥散開來炒過。炒熱之後，再盛到篩子上濾除水分。
③ 再將少量的水（可多準備一些，適當調配）及鹽放入鍋內，將洋蔥用小火炒過，等洋蔥熟透之後，接著放入紅蘿蔔及西洋芹再炒過。
④ 將❸擺入放著❷的鍋裡炒散開來，再將❶倒入和在一起。
⑤ 再將番茄、水放進去燉10分鐘，最後再添加蘋果再燉個10分鐘左右即可。

※混合完成乾咖哩之後，分成一小份一小份的冷凍保存的話，就可以放兩個星期以上。

RECIPE 02

3Weeks Diet ○ Daily Diet ○

蛋白可麗餅

[1人分]

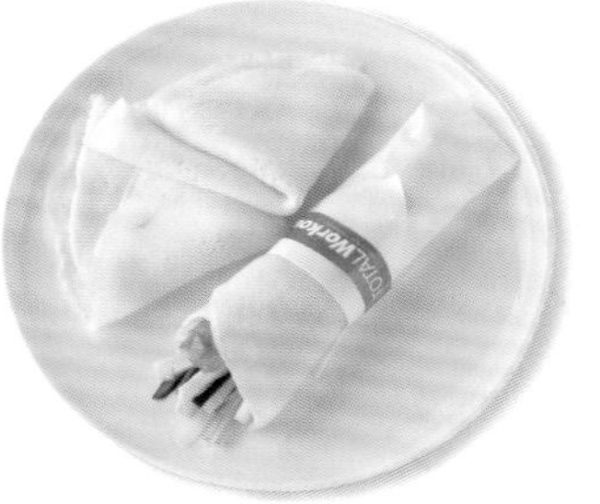

包捲雞柳的蛋白可麗餅，就是一份高蛋白質的食品。可以搭配你個人喜好的醬汁或是墨西哥辣肉醬食用。

材料

蛋白　100g
小麥粉　50g
零脂肪牛奶　30cc
鹽　少許

A
小黃瓜（切絲）　40g
西洋芹（切絲）　30g
番茄（1公分，切丁）　30g

熱量	51kcal
蛋白質	3.3g
脂質	0.2g
醣質	8.2g
食物纖維	0.5g

[作法]

① 將小麥粉灑在篩網上再放入調理碗中，再一點一點地倒入零脂肪牛乳攪拌。
② 準備另外一個調理碗，將蛋白、鹽倒入，攪拌之後，跟❶和在一起。
③ 放了兩個小時之後，以可麗餅狀倒入鐵氟龍加工的平底鍋裡，再以小火煎過。
④ 可依個人的喜好，用完成的可麗餅包捲A來吃。

RECIPE 03

蛋白小盅

[1人分]

3Weeks Diet ○ Daily Diet ○

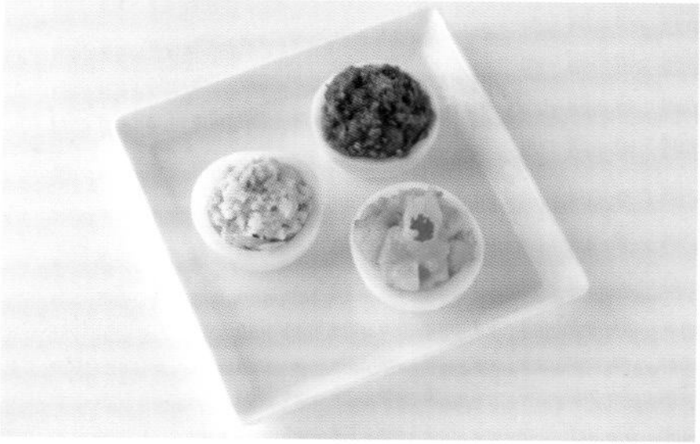

材料

白煮蛋　1又1/2個
墨西哥辣肉醬　20g
醬蝦仁　20g
鮪魚三明治醬　20g

熱量	87kcal
蛋白質	14.6g
脂質	0.8g
醣質	3.9g
食物纖維	0.9g

[作法]
① 將白煮蛋切半，拿掉蛋黃。
② 用蛋白打底，將墨西哥辣肉醬、醬蝦仁、鮪魚分別填塞入蛋白即可。

做填塞食品需要花點工夫，也是適合拿來招待客人的一道食品。在瘦身減肥中值得期待。

RECIPE 03-1

墨西哥辣肉醬 [完成約1kg]

材料

雞絞肉（去皮雞胸肉）500g
洋蔥（切碎）　100g
大蒜（切碎）　25g
紅蘿蔔（切碎）　25g
西洋芹（切碎）　75g
生薑（切碎）　35g
鹽　少許
番茄糊　325g
番茄醬　150g

A
多香果（粉）　少許
黑胡椒（粉）　少許
五香辣椒粉　10g
日式太白粉　30g

混合豆（罐頭）　250g
水　50cc

[作法]
① 將前述A和在一起。
② 將雞絞肉跟200cc的水（可多準備一些，適量調配）及少許的鹽放入鍋裡加熱，將肉撥散開來炒過。炒熱之後，再盛到篩子上濾除水分。
③ 再將少量的水（可多準備一些，適當調配）及鹽放入鍋內，將洋蔥用小火炒過，等洋蔥熟透之後，接著放入紅蘿蔔、西洋芹、大蒜及生薑再炒過。
④ 將❷擺入放著❸的鍋裡炒散開來，再將❶倒入和在一起。
⑤ 再將番茄糊、番茄醬及水放進去燉10分鐘，最後再添加混合豆再燉個10分鐘左右即可。

※混合完成墨西哥辣肉醬之後，分成一小份一小份的冷凍保存的話，就可以放兩個星期以上。

RECIPE 03-2

醬蝦仁

材料

蝦仁　60g
辣味番茄醬　10g
洋蔥（切碎）　10g
義大利鮪魚醬※1　10g
墨西哥青椒　少許

[作法]
① 將蝦仁汆燙過，如果比較大一點的蝦仁，就將他切小。
② 輕輕地將鹽撒在洋蔥上，然後瀝除水分。
③ 將所有的東西放入調理碗裡，然後攪拌即可。

RECIPE 03-3

鮪魚三明治醬

材料

鮪魚湯汁煮（無油的鮪魚罐）　30g
蛋白（汆燙過）　20g
義大利鮪魚醬※1　20g

[作法]
① 將蛋白切碎。
② 將鮪魚撥細。
③ 將全部的東西放入調理碗裡，然後攪拌即可。

※1 有關義大利鮪魚醬的詳細介紹，請見140頁。

乳製品

乳製品具有整腸作用，像是優酪乳等請選擇零脂肪的食用

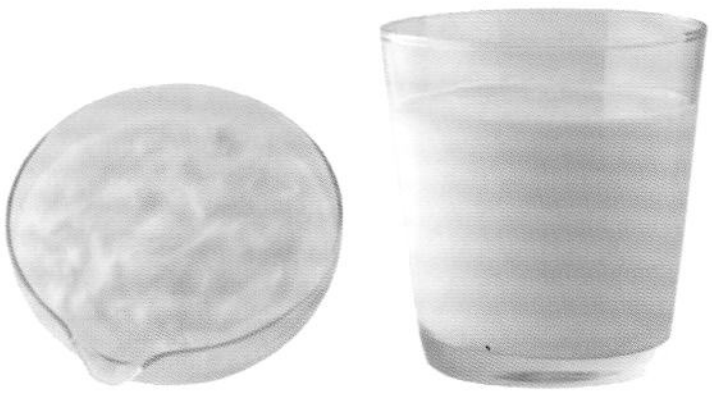

由於乳製品都含有脂肪，在3周美體瘦身法的實踐中是不可攝食的。但是，女性想要靠乳製品來豐胸的時候，這時就可以吃一大匙的優酪乳及茅屋起士達到效果。當然囉，這脂肪不會完全如願累積在胸部，還是會平均填補到全身裡。

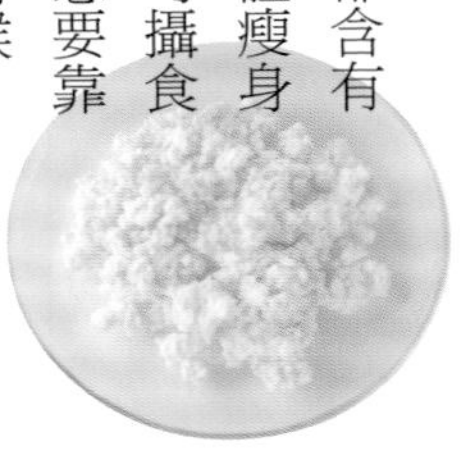

牛奶

3Weeks Diet ×　Daily Diet △

一般的牛奶（可食用部分約100g）	
熱量	67kcal
蛋白質	3.3g
脂質	3.8g
醣質	4.8g
食物纖維	0.0g
適當取量	一杯210g

一般牛奶基本上是不能攝食的，請選低脂牛奶或是零脂肪牛奶。稍微加一些在菜餚裡是可以的。

零脂肪優酪乳

3Weeks Diet ×　Daily Diet ○

零脂肪優酪乳・脫脂加糖（可食用部分約100g）	
熱量	67kcal
蛋白質	4.3g
脂質	0.2g
醣質	11.9g
食物纖維	0.0g
適當取量	一杯210g

零肪脂優酪乳雖然就是成分零脂肪，但是添加在內的醣質還是有的。在減肥的時候，還是要選低脂、無醣質添加物比較好。

茅屋起士

3Weeks Diet ×　Daily Diet ○

純天然茅屋起士（可食用部分約100g）	
熱量	105kcal
蛋白質	13.3g
脂質	4.5g
醣質	1.9g
食物纖維	0.0g
適當取量	一大匙10g

茅屋起士是在脂肪牛奶加入乳酸菌，再透過發酵使乾酪素凝固而成，屬於低脂肪且高蛋白質的食品。如果在3周美體瘦身法中貪嘴乳製品時，可以加一些茅屋起士沒有關係。

全脂無糖優酪乳

3Weeks Diet △　Daily Diet ○

※一次只能吃50g

優酪乳・全脂無糖（可食用部分約100g）	
熱量	62kcal
蛋白質	3.6g
脂質	3.0g
醣質	4.9g
食物纖維	0.0g
適當取量	一杯210g

所謂優酪乳就是用生鮮牛奶做的，所以有脂肪成分，但是也不含糖分。如果你是3周美體瘦身法的實踐者，請適量取用。

加工乳酪

3Weeks Diet ×　Daily Diet △

加工乳酪（可食用部分約100g）	
熱量	339kcal
蛋白質	22.7g
脂質	26.0g
醣質	1.3g
食物纖維	0.0g
適當取量	0.5磅225g、1公分厚度一塊20g

加工乳酪在3周美體瘦身法的實踐中雖然是不合適攝食的，但是在日常瘦身減肥法中，如果有吃茅屋起士的話，那還可以接受將半片加工乳酪夾到全麥麵粉做的三明治裡。

米飯類及粉類的食品都會讓血糖值緩緩上昇
所以該選飯食還是麵包，
最後判斷要點在於其所含的食物纖維的多寡

米・粉

關於米飯類及粉類的食品，不論是玄米或白米、全麥粉或小麥粉，其所含的卡路里其實都沒什麼兩樣。但唯一有點不同的是，所含的食物纖維量是不同的。食物纖維具有讓血糖值上昇緩慢的夜用，所以在減肥時，建議選吃玄米及全麥麵粉的食物為宜。

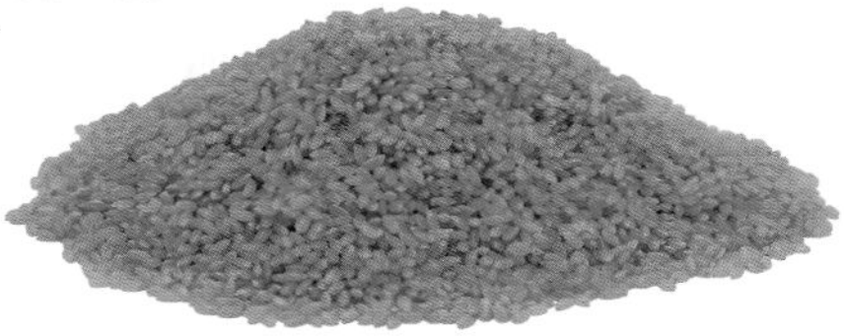

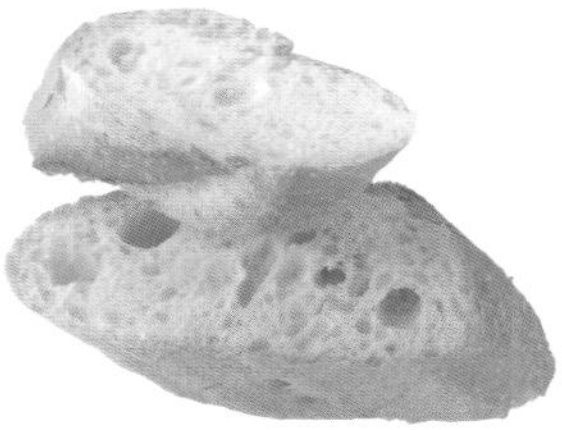

全麥麵粉

3Weeks Diet ╳　Daily Diet ○

小麥粉・全麥麵粉
（可食用部分約100g）

熱量	328kcal
蛋白質	12.8g
脂質	2.9g
醣質	57.0g
食物纖維	11.2g
適當取量	一杯110g、一大湯匙9克

近來日本市售的麵包及義大利通心粉都開始看到以全麥麵粉製作的成品，但是我個人較喜歡吃麵包，所以我常常吃自己用全麥麵粉及羅漢果調味醬做出的零脂肪麵包。

玄米

3Weeks Diet ╳　Daily Diet ○

米・玄米（水稻）
（可食用部分約100g）

熱量	350kcal
蛋白質	6.8g
脂質	2.7g
醣質	70.8g
食物纖維	3.0g
適當取量	一杯160g

玄米中混入了米糠及胚芽等成分，所以比精白米更富有蛋白質、維他命、礦物質及食物纖維。日常瘦身減肥法的實踐者請注意吃一次只能吃一般碗的半碗飯的量那麼多而已。

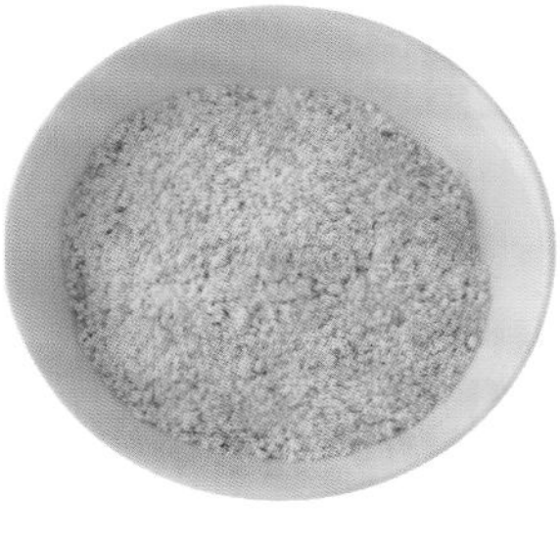

法國麵包

3Weeks Diet ╳　Daily Diet ○

法國麵包
（可食用部分約100g）

熱量	279kcal
蛋白質	9.4g
脂質	1.3g
醣質	54.8g
食物纖維	2.7g
適當取量	法國麵包一條200～250g

法國麵包不會用到人工奶油，一般是用小麵粉及鹽巴做基底而製成的。是麵包中，卡路里較低的一種。日常瘦身減肥法的實用者來說，差不多可以吃3~4片。

麵類食品是瘦身減肥實踐者的大敵
千萬不要怕浪費而一個人吃完一整碗

麵類

忙中裏腹，麵類是最佳選擇。但事實上，麵類食材本身所含的醣質就很高，再加上食材不一，也會攝食到多寡不一的脂肪量。麵條從湯中撈起時重量較重，吃下時大量積在肚中。所以一個人吃不下的話，就不要勉強吃完。

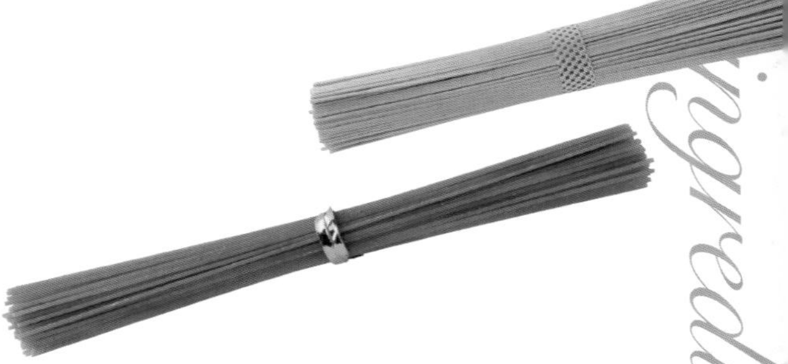

Other ingredients

全麥義大利通心粉

3Weeks Diet ×　Daily Diet △

※不要硬吃完1人份。

全麥義大利通心粉・生鮮（可食用部分約100g）	
熱量	352kcal
蛋白質	13.0g
脂質	2.6g
醣質	53.3g
食物纖維	8.9g

（參考）有機尼諾的有機全麥粉製義大利麵

全麥義大利通心粉用的不是小麥粉，而是全麥麵粉。市售的義大利醬通心粉所含的油脂超乎你的想像，所以攝食前請三思。一餐大概只能吃到70g左右。

蕎麥麵

3Weeks Diet ×　Daily Diet △

※不要硬吃完1人份。

蕎麥麵・乾麵條（可食用部分約100g）	
熱量	344kcal
蛋白質	14.0g
脂質	2.3g
醣質	63.0g
食物纖維	3.7g

適當取量　蕎麥麵（乾）一束120~300g、蕎麥麵（汆燙）一份170g

蕎麥麵本身有豐富的礦物質，但是醣質高、卡路里也高。

拉麵

3Weeks Diet ×　Daily Diet △

※不要硬吃完1人份。

中華麵・生鮮（可食用部分約100g）	
熱量	281kcal
蛋白質	8.6g
脂質	1.2g
醣質	53.6g
食物纖維	2.1g

適當取量　中華麵（生鮮・蒸過）一陀120~150g、中華麵（乾麵）一包140~170g

拉麵的美味的背後，具有攝入高油脂的代價，所以在減肥時請三思。油炸的乾麵及豚骨等湯頭的拉麵在減肥時也是要避免的喔！

烏龍麵

3Weeks Diet ×　Daily Diet △

※不要硬吃完1人份。

烏龍麵・汆燙（可食用部分約100g）	
熱量	126kcal
蛋白質	2.6g
脂質	0.4g
醣質	20.8g
食物纖維	0.8g

適當取量　烏龍麵（汆燙）一陀250g、烏龍麵（乾麵）一束300g

烏龍麵是用小麥粉製成的，是一種會讓血糖值急遽上昇的食材。冷麵及日式細麵也是一樣的道理。

3周美體瘦身法的實踐者 必須注意大豆製品的攝食量 日常生活減肥法則是要達到均衡攝食

大豆製品

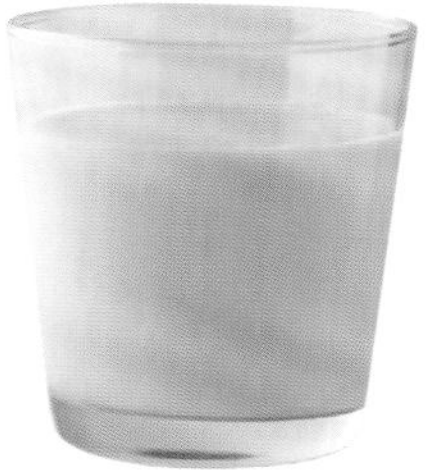

大豆製品一般含有最受女性關注的成分大豆異黃酮，但由於其同時也含有脂肪成分，所以攝食必須適量。在日常生活減肥法的實踐中，可以將豆腐或豆腐渣代替米飯，或是做為甜點等食用。納豆或凍豆腐也是不錯的選擇。

豆漿

3Weeks Diet △ Daily Diet ○

※一次只能吃50g

豆漿
（可食用部分約100g）

熱量	46kcal
蛋白質	3.6g
脂質	2.0g
醣質	2.9g
食物纖維	0.2g
適當取量	一杯210g

豆漿是具有蛋白質、脂質、醣質、維他命B1，營養均衡的食品。即使應用在日常生活減肥法中，也不要當飲料喝，請摻入菜餚中攝食吧！

豆腐渣

3Weeks Diet △ Daily Diet ○

※一次只能吃50g

豆腐渣・新的製作法
（可食用部分約100g）

熱量	111kcal
蛋白質	6.1g
脂質	3.6g
醣質	2.3g
食物纖維	11.5g
適當取量	一杯100g

豆腐渣最迷人之處，就是它所擁有的食物纖維。有如本書p.124中所介紹的豆腐渣蛋糕這樣，是很適合拿來做甜點的食材。但是他很容吸收油質及糖分，在添加調味醬時要多加注意喔！

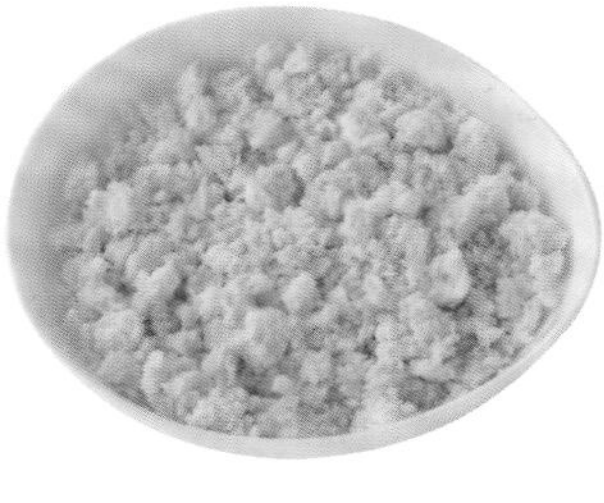

豆腐

3Weeks Diet △ Daily Diet ○

※四分之一塊的豆腐

絹豆腐
（可食用部分約100g）

熱量	56kcal
蛋白質	4.9g
脂質	3.0g
醣質	1.7g
食物纖維	0.3g
適當取量	一塊200～400g

豆腐是食感佳，營養價值高的食材。日常減肥瘦身法中，可以放入牛筋蔬菜味的湯頭裡，代替米飯跟麵類食用。

堅果類

堅果類可以預防肌膚及血管老化，但吃多了會破壞減肥成效

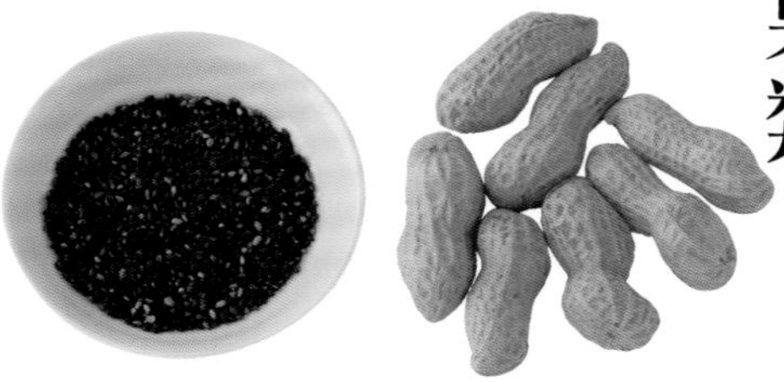

芝蔴是相當受歡迎的健康食材，但是脂質含量高，且卡路里也很高。所以要注意以花生為首的堅果類食品。3周美體瘦身法的實踐者雖然不必特別拿掉便當上的芝蔴，但是要控制自己不要再添灑在飯上，或是搭配芝蔴油食用。

花生

3Weeks Diet ✕　Daily Diet △

花生－炒過，大粒種花生（含殼及種皮）
（可食用部分約100g）

熱量	585kcal
蛋白質	26.5g
脂質	49.4g
醣質	12.4g
食物纖維	7.2g
適當取量	10粒8G、1杯120g

在實踐瘦身減肥時，不要主動去拿花生、核桃等堅果類的食物來吃。在選則食用油時，也選用種子做的油能比較安心。

芝蔴

3Weeks Diet ✕　Daily Diet △

芝蔴－乾燥
（可食用部分約100g）

熱量	578kcal
蛋白質	19.8g
脂質	51.9g
醣質	7.6g
食物纖維	10.8g
適當取量	一大匙9g

有些店家賣的牛奶會加入芝蔴、大豆粉及蜂蜜，要注意避免。上述的都是極為健康的食材，但在瘦身減肥時是不行攝食的。

豆類

3周美體瘦身減肥法中不能攝食但日常生活減肥法可少量攝食

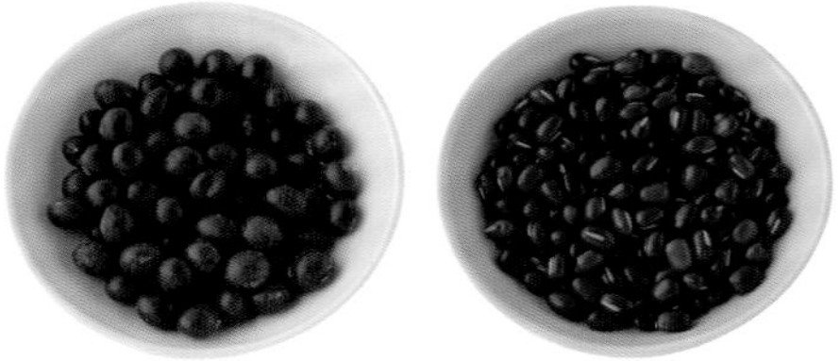

豆類食品富含醣質及脂肪，所以3周美體瘦法減肥的實踐者請有所節制。不過，由於他也富含著食物纖維，所以日常瘦身減肥法的實踐中，可以將紅豆用羅漢果甜味醬先煮過，再做成餡狀食品。接著在想到甜味貪嘴時拿來吃就可以了。

紅豆

3Weeks Diet ✕　Daily Diet △

紅豆－乾・整粒狀
（可食用部分約100g）

熱量	339kcal
蛋白質	20.3g
脂質	2.2g
醣質	40.9g
食物纖維	17.8g
適當取量	一杯150g

紅豆所含脂質較少，碳水化合物則多，適合做為日常生活減肥法的甜食。將紅豆用羅漢果甜味醬煮過，再挑配寒天果凍是最棒組合。

黃豆、黑豆

3Weeks Diet ✕　Daily Diet △

黃豆－乾・國產
（可食用部分約100g）

熱量	417kcal
蛋白質	35.3g
脂質	19.0g
醣質	11.1g
食物纖維	17.1g
適當取量	一杯150g

大豆及黑豆常用來甜煮成正月的黑豆食品，在日常生活減肥法中請多注意。甜味的部分，不要用砂糖，用羅漢果甜味醬比較好。

蒟蒻

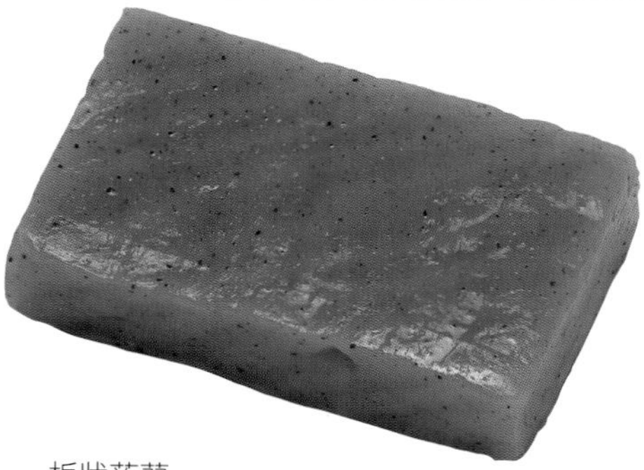

蒟蒻是低卡路里 並且能夠整腸的減肥食材

原本的材料是芋頭蒟蒻。其製成的方法有二，一種是以最原原本本的材料製成蒟蒻；一種則是在抽除掉澱粉之後才製作。但不管是那一種，蒟蒻都是醣質低、食物纖維高的食品。而且他具有醣質及脂肪的高吸收力，所以是瘦身減肥中不可或缺的重要食材。

板狀蒟蒻
（生芋蒟蒻）
（可食用部分約100g）

熱量	7kcal
蛋白質	0.1g
脂質	0.1g
醣質	0.3g
食物纖維	3.0g
適當取量	板狀蒟蒻一塊 170g～250g

3Weeks Diet ○　Daily Diet ○

白蒟蒻絲

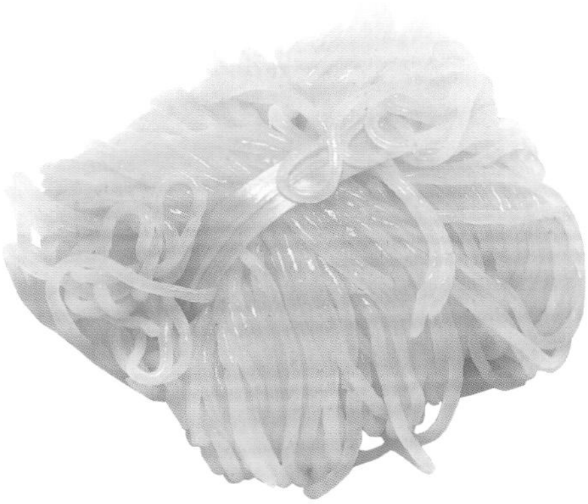

白蒟蒻絲所含的食物纖維豐富 可以拿去炒或是放在湯裡， 是瘦身減肥不可或缺的食材

白蒟蒻絲和蒟蒻一樣，卡路里的量幾乎等於零。並內含具有降低膽固醇及中性脂肪效果的葡萄糖甘露蜜。蒟蒻絲也是一樣的食品。在3周美體瘦身法中，可以把白蒟蒻絲當做麵包，跟肉及蔬菜一起炒過，弄成像是烤麵風的食品，或是放到湯品裡面去也行。

蒟蒻・白蒟蒻絲
（可食用部分約100g）

熱量	6kcal
蛋白質	0.2g
脂質	0.0g
醣質	0.1g
食物纖維	2.9g

3Weeks Diet ○　Daily Diet ○

Other ingredients

日式加工火鍋料

日式加工火鍋料雖然富蛋白質，但是醣質也很高 如果要做成關東煮之類的，請細心慎選

這一類魚肉的加工食品，一般都極富有蛋白質。但是在加工製造的過程中都加了許多砂糖及澱粉，所以含有的醣質不少，請多注意。所以在便利商店等商家選購關東煮食品時要多注意，除了蒟蒻、昆布、蛋（蛋白）之外，最好選蛋白質多的加工火鍋料比較好。

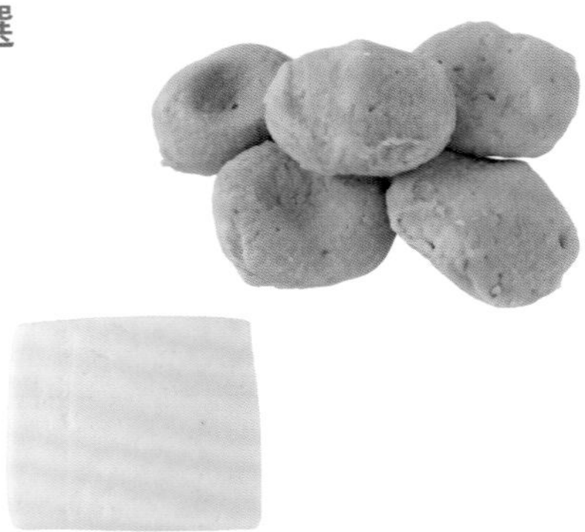

鱈魚卵

3Weeks Diet △ Daily Diet ○

※只能吃1～2個

魚丸（可食用部分約100g）

熱量	113kcal
蛋白質	12.0g
脂質	4.3g
醣質	6.5g
食物纖維	0.0g
適當取量	1個20～30g

魚丸常以沙丁魚等魚肉做成，其含有的醣質及蛋白質的比率大約是1（醣質）比2（蛋白質），所以屬於蛋白質較多的食品。在3周美體瘦身法的實踐中，大概吃1~2個還可以接受。

日式魚板

3Weeks Diet △ Daily Diet ○

※半個

日式魚板（可食用部分約100g）

熱量	94kcal
蛋白質	9.9g
脂質	1.0g
醣質	11.4g
食物纖維	0.0g
適當取量	1片100～120g

日式魚板及竹輪其含有的醣質及蛋白質的比率大約是1（醣質）比1（蛋白質），所以甜不辣在3周美體瘦身法中只能吃半個，其他的火鍋料也不能再吃。

牛蒡竹輪

3Weeks Diet × Daily Diet ○

日本薩摩炸魚餅（可食用部分約100g）

熱量	139kcal
蛋白質	12.5g
脂質	3.7g
醣質	13.9g
食物纖維	0.0g
適當取量	1個30～60g

用蔬菜混製的日本薩摩炸魚餅中的牛蒡竹輪，是一種牛蒡本體醣質就很高的蔬菜，所以不適合吃。此外，日本薩摩炸魚餅的卡路里很高，吃的時候要特別注意。

COLUMN

其他的魚肉食品，還有魚肉香腸、魚板等，這些加工食品會比一般的魚類所含有的蛋白質還要少，但鹽份及糖分相對增多，所以在瘦身減肥中都最好是採能避則避的態度。

Other ingredients

飲料

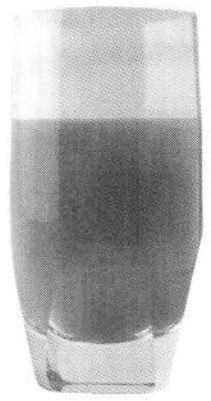

在飲料的定義中，食品1千公克未滿5大卡的是所謂的「零卡路里」、低於20大卡以下稱之為「低卡路里」。減肥中，請選擇零卡路里的飲料飲用。

紅茶

3Weeks Diet ○　Daily Diet ○

紅茶・粹取液（可食用部分約100g）

熱量	1kcal
蛋白質	0.1g
脂質	0.0g
醣質	0.1g

除了紅茶之外，香草茶也是不錯的選擇。但不能加牛奶喔！

咖啡

3Weeks Diet ○　Daily Diet ○

咖啡・粹取液（可食用部分約100g）

熱量	4kcal
蛋白質	0.2g
脂質	0.0g
醣質	0.7g

咖啡只能喝黑咖啡，或加羅漢果調味醬而已。

中國茶

3Weeks Diet ○　Daily Diet ○

烏龍茶・粹取液（可食用部分約100g）

熱量	0kcal
蛋白質	0g
脂質	0.0g
醣質	0.1g

在搭配正餐飲食中是可以配著喝的，但前提是必須無糖。

果菜汁

3Weeks Diet ×　Daily Diet △

選購果菜汁時，請認清營養標示後再購買。含有水果及紅蘿蔔，其醣質會稍為高一點。若完全不含脂質及蛋白質的話，只要將（熱量÷4）就能清楚算出所含的醣質量了。雖然果菜汁的醣質基本都會壓在5g以下，在3周美體瘦身法的實踐中還是別喝的好。

酒類

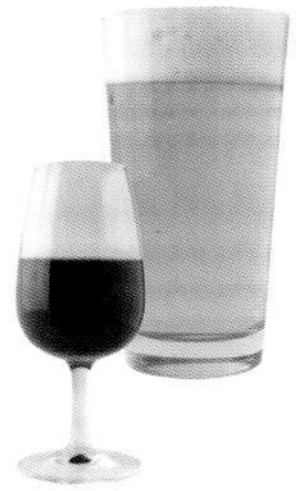

酒類在3周美體瘦法身是一大忌，卡路里含量順序是「洋酒↓梅酒↓燒酒↓日本酒↓紅酒↓啤酒」。此外，香檳糖分也很高，要多注意。

3Weeks Diet ×　Daily Diet △

燒酒

燒酒・乙類燒酒（可食用部分約100g）

熱量	146kcal
蛋白質	0.0g
脂質	0.0g
醣質	0.0g

適當取量：酒杯一杯80g

洋酒

威士忌（可食用部分約100g）

熱量	237kcal
蛋白質	0.0g
脂質	0.0g
醣質	0.0g

適當取量：威士忌酒杯1杯30g

啤酒

啤酒・淡啤酒（可食用部分約100g）

熱量	40kcal
蛋白質	0.3g
脂質	0.0g
醣質	3.1g

適當取量：易開罐一罐350ml，360g

日本酒

清酒・吟釀酒（可食用部分約100g）

熱量	104kcal
蛋白質	0.3g
脂質	0.0g
醣質	3.6g

適當取量：一合180ml的瓶裝，180g

香檳

發泡酒（可食用部分約100g）

熱量	45kcal
蛋白質	0.1g
脂質	0.0g
醣質	3.6g

適當取量：一瓶350ml，360g

紅酒

葡萄酒・紅（可食用部分約100g）

熱量	73kcal
蛋白質	0.2g
脂質	0.0g
醣質	1.5g

適當取量：紅酒杯一杯100g

吃不但要吃得瘦，更要吃得津津有味

Seasoning

調味料・香辣調味料

減肥中必須節食，通常會錯過很多美味。在單調的飲食下，也會漸漸地喪失食欲。TW式美體瘦身法是一種主要以攝食蛋白質為主的瘦身，自然容不得食欲下降這類情事發生。在減肥當中，不但要做到吃得瘦，更要吃得津津有味。但是，由於調味料通常不少都富含脂肪及醣質成分，所以在有限制的攝食當中，要注意加入調味料合計之後的總值不可以超過一天的適當攝取量。所以我們可以巧妙使用藥草、香味蔬菜及榨柑橘類的汁，讓食物更加的美味，也達到低鹽的目標。

RECIPE 02

蛤蜊巧達濃湯燉飯

[1人分]

3Weeks Diet ×　Daily Diet ○

熱量	250kcal
蛋白質	11.9g
脂質	1.2g
醣質	46.1g
食物纖維	1.8g

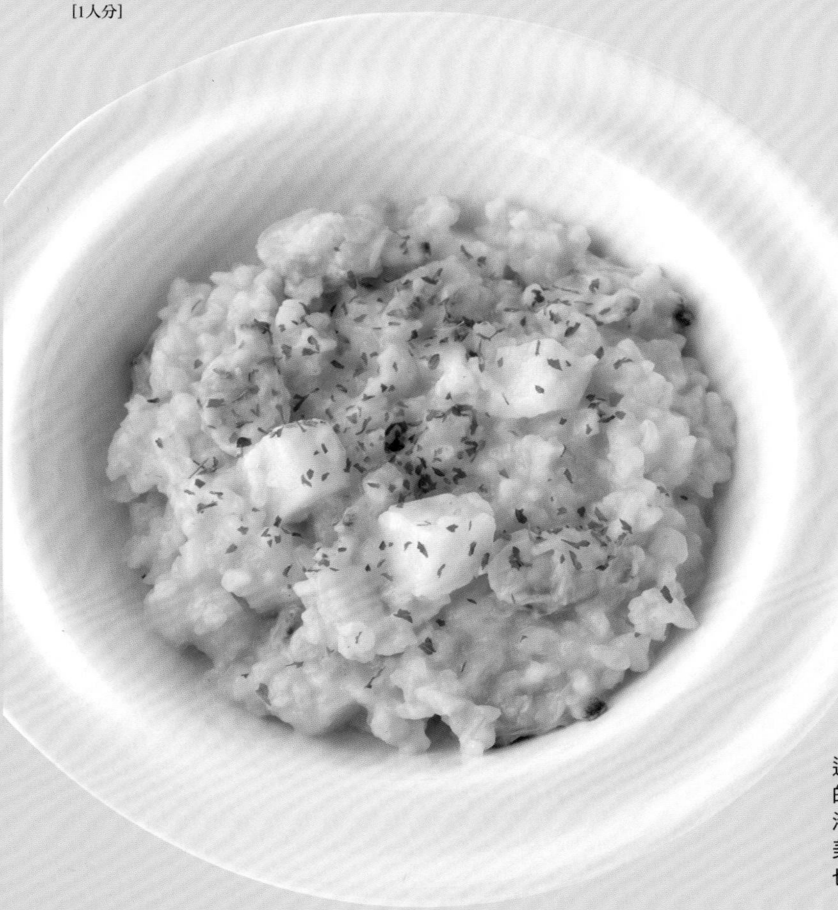

這道菜是用玄米飯製作的燉飯。蛤蜊的鮮味會滲入馬鈴薯裡，是相當美味的一道菜。我個人也非常喜愛。

材料

零脂肪牛乳　200cc
洋蔥（切碎）　20g
馬鈴薯　30g
蛤蜊肉（已剝除殼）　30g
水　5cc
鹽　少許
胡椒　少許
日式太白粉（與水融合）　3g
玄米飯　80g

[作法]

① 將洋蔥、鹽、少量的水倒入鍋裡，開火煎過，然後再將馬鈴薯加入炒到熟透為止。
② 將蛤蜊肉倒入❶裡，然後輕輕炒過，再倒入無脂肪牛奶。
③ 在即將沸騰之前，將玄米飯放入，再輕輕的燉過，然後用日式太白粉勾芡即可。

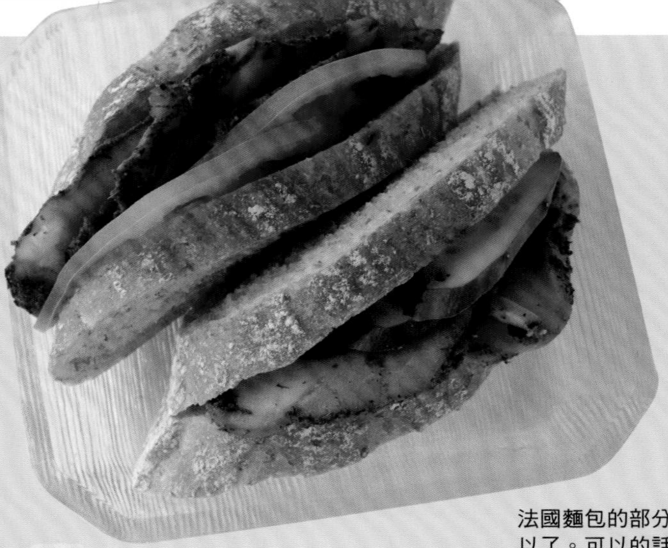

RECIPE 03

炙燒雞肉三明治

[1人分]

3Weeks Diet ✕　Daily Diet ○

熱量	329kcal
蛋白質	23.3g
脂質	3.8g
醣質	46.8g
食物纖維	2.7g

法國麵包的部分用市售的就可以了。可以的話，盡量選全麥粉做的法國麵包。這道菜夾上蔬菜就很不錯囉！

材料

法國麵包　40g× 2
炙燒雞肉　30g× 2
A（炙燒雞肉的材料）
　雞腿肉去皮　80g
　卡疆粉　適量
番茄（薄切）　30g
小黃瓜（薄切）　20g

[作法]

① 製做炙燒雞肉。將卡疆粉灑滿雞腿肉的兩面後，放到鐵氟龍加工的平底鍋裡烤過，再依所需分量薄切。
② 將法國麵包斜切，中間再切出一條條的縫。
③ 將❶、番茄、小黃瓜夾入❷裡。

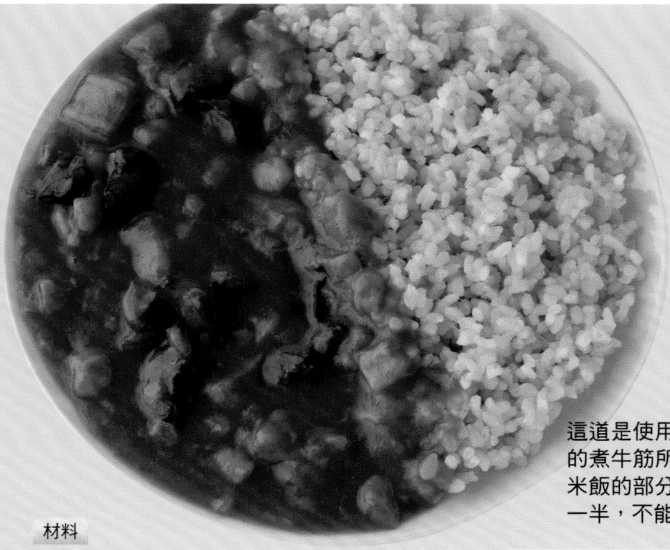

RECIPE 04

牛筋咖哩飯

[1人分]

3Weeks Diet △　Daily Diet ○

※必須把飯拿掉。

熱量	331kcal
蛋白質	17.1g
脂質	3.8g
醣質	53.0g
食物纖維	6.2g

這道是使用富含膠原蛋白的煮牛筋所做的咖哩飯。米飯的部分只有能放碗的一半，不能吃太多喔！

材料

咖哩醬[※1]　150g
法式清湯塊（牛筋基本湯底）[※2]　50cc
煮牛筋（牛筋基本湯底）　40g
木耳（切成可以入口的適當大小）　5g
玄米飯　140g

[作法]

① 咖哩醬、法式清湯塊、煮牛筋、木耳放入鍋裡，然後慢慢煮乾。
② 將玄米飯盛好，再放入❶即可。

※1咖哩醬請見p141有詳細說明、※2牛筋基本湯底請見p54有詳細說明。

FOOD RULES FOR DREAM BODY

第3章

成就美麗的祕訣

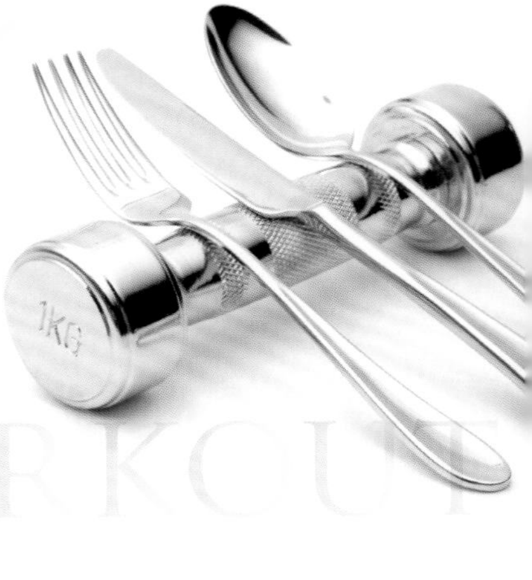

TOTAL WORKOUT DIET

聽明瘦下來的密招 Q&A

當你開始充滿信心的想要美體瘦身時，最一開始總會對不習慣的飲食生活有許多疑問及失敗挫折經驗。身為個人的體能訓練師，在這裡我將一一披露一般客人（瘦身者）都曾碰到過的常見疑問。請參考解惑。

Q

TW式美體瘦身法是以蛋白質為中心的飲食瘦身法吧？為什麼我實踐後會頻頻地想要跑廁所，是怎麼回事呢？

TW式美體瘦身法的實踐，會讓體內的糖質、脂肪比較不足，所以精力源的消耗都取自蛋白質，對身體而言，也會產生尿素這種不適合人體的副加產物。為了要將尿素排除，所以在減肥中要多量攝取水分，使循環變佳。所以請了解他是身體在代謝的必要作業即可，但是請注意，如果跑廁所的次數真的「多得太頻繁」，請前往醫院接受醫師的診斷。

A

Q

那麼，在減肥中時，該怎麼攝取水分比較好呢？

在運動中不要喝水，曾經在日本是一種主流性的想法，但現今的觀念認為補充水分則是相當重要的一環。美體瘦身自然也不例外，必需足量補充。不論是在運動中、工作之中或是做家事時，都應該要充足補給水分。一般來說，純喝水是最好的。運動飲料的部分，由於其原成分裡還是含有較多的醣質，所以可以選低卡的運動飲料，再摻一半的水來喝。所選擇的飲用水，也請選成分中粒子較細的，或是鹼性水飲用。身體比較容易吸收這類的水，而且能讓運動後傾向酸性的身體回復平衡。另外，一般標榜不含脂肪的茶來說，雖然在飲食的時候可以配著合，但是空腹時不要喝，因為喝了會對胃增加許多的負擔。

A

汲汲營營的日子弄得我往往只能在便利商店解決用餐問題。能不能教我怎麼樣在便利商店裡選餐呢？

Q

近來的便利商店裡，除了便當之外，還有推出烤魚、烤雞等各種不同的日式小菜盤。菜品種類繁多，但裡面絕對不能吃的則是像將義大利麵及米飯設計成套的日本便當商品「食慾便當」。由於這品項糖分過高，所以必須要有所節制。可以的話，要選日本料理裡，配菜較多項的便當。我個人如果是買了便當之後，裡面的米飯也不會全部吃完。不足的部分，我會多吃點關東煮，或是加點沙拉進去。關東煮的部分，我會吃些蛋（只吃蛋白、不可吃蛋黃）、章魚等。吃沙拉的話，沾醬也會選無油的醬。最好還是不要光只吃便當，可以從單品的食物或是日本小菜盤中，找些比較富蛋白質的出來吃。

A

那麼我本身是不太容易流汗的體質，是不是不出汗就不容易瘦呢？

Q

為了讓上昇的體溫下降，所以人會「流汗」。也就是說，流汗是人體的的機能，是為了讓人的體溫下降。雖然不能說「流汗＝能瘦」，但是不容易流汗的人，因為毛細孔不太容易打開，所以在新陳代謝較差的情況下，相對的也的確比較難瘦下來。如果你是這樣的人，首先可以先做打開毛細孔的練習。怎麼做呢？可以提昇室溫，或是去浸岩盤浴或是泡三溫暖等，利用外部的力量協助毛細孔的擴張。然後，將兩腿張的較寬，進行用力行走等用力的動作，主要是要讓腳的接合處、股關節及膝部一帶活動到。使用到較大塊的筋肉，就會產生熱量，身體的內側就會升溫，而升了溫的身體為了要降低體溫，就會自動產生排汗，這一連串的動作則與瘦身功效是息息相關的。

A

不知不覺中我成了菜尾收拾機，或孩子吃時跟著吃，老公晚歸回來後又再跟著吃，家庭飯局總是成為減肥的障礙，我該怎麼辦？

Q

由於日本民族從古至今，都有「珍惜食物」的固有概念。所以雖然是困難了點，但我認為如果巧妙掌控自己「不全部吃掉」的人，就能夠是擁有窈窕曲線的人。你可以將你原本要吃的一餐，依孩子跟老公回來用餐的時間，將量分成兩餐吃。除此之外，家裡沒吃完的剩菜用保鮮膜包起來後，如果只放冷藏而沒有馬上放冷凍的話，食物很快就會壞掉了。事實上我個人也很喜歡吃洋芋片，常常一個不注意就買了一些回家。可是，其實吃了三分之一左右就該停止了，如果吃再多吃點，那就會感到有點罪惡感了。所以我常常把剩下的泡水丟掉。因為印象中，如果沒這麼做的話，我自己就會一直嘴饞去拿來吃，就算分成小分的，還是會被自己吃掉，這樣的減肥到頭來就會破功了。

A

減肥當中的皮膚保養

當TW式美體瘦身減肥法成為飲食生活的主流時，就會開始發現頭髮及身體怎麼日漸乾燥？我自己可是很重視美感的，所以「乾燥」也是我的美麗大敵之一。好不容易才得到曲線玲瓏的美麗身體，當然更同時需要潤澤的秀髮及緊緻的肌膚陪襯。所以，在減肥時該怎麼做好皮膚的保養呢？我採訪了「表參道衣理診所」的院長片桐衣理老師，並將得知的內容分享如後。

減肥是檢視好自己的重要時刻

TW式美體瘦身減肥法標榜的是「高蛋白質、低脂肪（甚至零脂肪）、低醣質」飲食生活方式的減肥法，這類的飲食方法中，油脂不容易攝取到，所以不少人就會開始感覺到髮質變得粗糙、皮膚及指甲也變得乾燥。如果是表皮上的乾燥，還可以利用各種油質從外側保養補充。就如你所知的一樣因為，蛋白質是生成頭髮、皮膚、指甲等最佳的生長源，所以原本就對美容也一樣具有正面的補足效果。在飲食生活中，也要隨時記得補充維他命、食物纖維及充份的飲水才行。因為在美體瘦身時，並不應是只看著身體曲線的變化，也要顧好頭髮及肌膚等的變化才行，希望實踐者把這些當作一個完整的整體來檢視，都要有這樣的一個先入為主的概念。所以要比平時更注意、費心在這些大大小小的細節上，才能變成美麗佳人。任何一點絲毫的留意，都是抓住實行上缺漏的絕佳機會。

減肥時，應該要注意到的頭髮、皮膚及腸子

如果你感覺到頭髮粗糙、乾澀，可以用油性的美容液塗抹在髮尖上。但是注意不要塗抹到髮根部。由於實踐TW式美體瘦身法會讓你的新陳代謝變佳，所以請記得好好清洗你的頭皮。為什麼呢？因為代謝一變好，你的頭皮就容易堆積老舊物質。可以選洗臉用的洗淨用品來按摩頭皮並加以洗淨，就能發現頭皮上沉重的感覺會一掃而空。頭皮保持良好的狀態，自然會長出美麗的秀髮來。

接著我們來談皮膚，特別是臉部的肌膚，可以抹上化粧水，用油性的乳霜等蓋住臉部是很重要的。當肌膚的水分不足時，會分泌出過剩的皮脂，特別是以T區為中心的部分會變得黏答答的。事實上，事後的照護都是相當重要的。我都是按上述的概念在洗臉，並常常進行清爽系的肌膚保養，不過呢！真正的乾燥，通常都是這後面才會來造訪。黏答答的情況，那是一時的生理反應，是洗不掉的。記得，洗臉時，需要「洗」的只有T區的部分，U區的部分只要「沖水」就好了。所以為了要留住應該留的，清除掉臉上不應有的，油性的潔顏用品及二次洗淨就免了吧！保護肌膚所需要的防護機能及天然保溼成分如果也被洗掉，那麼到時要回來填補反而更加麻煩。可以的話，儘量只要使用一瓶就能夠一次完成的潔顏用品，最好是卸妝凝膠、卸妝乳液或卸妝泡泡比較好。

接著來談腸子的部分。腸子的部分也是一樣，如果從飲食中能獲得的油分不足，腸道則會變得不夠滑潤。必須從各種飲品中足量攝取水分，也要積極地攝食含有食物纖維多的菇類、海藻類及具有乳酸菌的品。請注意喔！如果便祕持續不停，那麼肌膚就會變得容易粗糙喔！

在最重要的水分補給中啟動雙倍的鎖水成效

臉部的乾燥防止對策還有一個很重點就是「保濕」。身體的內、外所需要的水分不同，首先使用已經先滲入化妝水的化妝棉商品，先貼在臉上保濕。接著再用手牢牢壓住，讓化妝水能滲入肌膚內層，達到雙倍的鎖水功效。一般人只要感覺到肌膚乾燥，往往在不自覺中就會選用黏液狀微溼系的化妝水來保養。但其實黏液狀的這類產生往往會讓肌膚變得黏答答的，是否有達到保濕成效也很難說。可以的話，請使用非黏液狀的化妝水在臉上用手輕拍較好。每天如果都能夠達到兩倍的保濕成效，那也就能清楚地掌握自己的肌膚狀態，並習慣這種雙手吸飽水分的皮膚的觸感。在使用完卸妝用品及雙重保溼化妝水之後，也可以再塗上自己喜愛的乳液或是乳霜等，記得完整塗佈保養。

身體的保溼也是相當重要的。泡澡時可以加入入浴劑讓身體升溫，再用乳霜等預防乾燥。如此一來，則能達到預防妊娠紋般肉線的效果。此外，頸部也較少分泌水分，容易乾燥，所以可以用跟臉部一樣的化妝水來保濕，用一樣的乳霜均勻塗佈。在塗乳霜時，記得順著滑溜感，慢慢的按摩淋巴等部位。

肌膚的保養，最好是自己親手實做，花點時間、工夫，自學做出一個心得較好。減肥，就是為了自己下功夫。趁著這個契機，也同時對頭髮及肌膚花點工夫，換取美麗的一身吧！

減肥時，該如何維持荷爾蒙的平衡？

伴隨身體的變化，有可能會產生經期延遲等現象。所以減肥中該如何維持的荷爾蒙平衡，我特別請益了「麻布十番愛女性診所」的今井愛醫師，並將相關內容分享於下。

當體重急遽下降時要小心 經期不順時務必立刻就醫

如果瘦身的實踐者體重急遽下降，有可能是因為實行了太過頭的飲食控制，如此一來造成荷爾蒙失調，進一步使得經期遲緩，甚至於停經也不是什麼罕見之事。對女性來說，工作忙碌、睡眠不足及壓力過大也都容易造成經期大亂。而瘦身減肥無形中也算是一種壓力狀態，所以體重的應該是要一點一點的瘦下來而不是突然間的狂瘦。但如果符合正常的消瘦步調，卻仍有經期不調的情況的話，請務必上婦產科就醫。

懷孕中請不要進行減肥 但也要保持不太過肥胖

如果察覺自己懷孕了，請懂得判斷，立刻中止減肥的行為，並到婦產科追蹤懷孕的狀況。注意好體重的變化，並維持好均衡的飲食。在孕吐停止後的懷孕中期之後，要記得少攝食鹽分。此外，這個時期也不會變得太胖，為了能保持這種最佳狀態，所以仍要控制住高卡路里（高脂質）的飲食行為。還有，懷孕期間也容易產生便祕，所以應該要多攝食富有食物纖維的菜餚。最好是吃得飲食均衡，然後參考本書提供的低脂肪菜餚進食吧！

TW式生活Stlye的核心思想

「減肥要持維到什麼時候才好呢？」

我常常聽到美體瘦身者都會這樣的問我。跟你們說，我去查了英文【Diet】這個字的字義

其實【Diet】的意思就是「正確飲食」的意思。

所以，沒有什麼「啊！今天已經把減肥完成了！那接下來該吃什麼，該怎麼吃都沒關係吧！」

這種事。

【3周美體瘦身法】的完成，其實正是能常保美麗的【日常瘦身減肥法】的開端。

而持續【日常瘦身減肥法】的人，也應該要培養起精選食材的眼光，

時時不斷精確地檢視自己的身體變化狀況，並保持飲食生活均衡是相當重要的。

能夠讓自己的身體保持想要的美麗，到頭來最重要的還是在飲食控制。

別忘了，脂肪能少攝取就少攝取，因為吃了太多就會變成醣質，

還有，蛋白質攝取太多，那就會變成脂肪。
每日每餐都要攝食高蛋白質，在現實面是相當困難的。
一天的用餐次數總共四次，就算減成三次，其中一次請記得放在蛋白質的足量攝取。
事實上，日常瘦身減肥法絕對是場長期抗戰。
自己能夠聰明地思考過再吃，
才是能夠保持身心美麗的最佳訣竅。
請你要有一種認知，有個相當重要的基準，能調整自己的曲線，現在已經掌握在自己的手中了。
別要求事事都過於完美，好好的享受美體瘦身餐吧！
如果稍稍覺得：「哎啊！自己好像吃了多一點了！」
就調整成蛋白質為主的餐點持續個幾天，把平衡拉回來。
你的身材，只要有心，隨時都能改變。
能夠生氣勃勃的生活過日子、並積極地享受人生，
才是Total Workout理想中最美麗的曲線、最美麗的人喔！

【參考文獻】
《日本食品標準成分表2010（日本食品標準成分表2010）》
全國官報販賣聯合合作社　2010年

《おいしく健康をつくる　あたらしい栄養学（吃得到又吃得健康，全新的營養學）》
吉田企世子　著、松田早苗監修高橋書店　2010年

《トータル・ワークアウト式３週間ダイエットバイブル～キレイに引き締まるレシピ100（TotalWarkout式3周美體瘦身聖經～美體塑體食譜100）》

《健康365日　旬がおいしい野菜事典（健康365天　當季美味蔬菜事典）》
田中由美著學習研究社　2009年

TOTAL Workout diet

食材&調理法 INDEX

在本書中出現過的226種食材及69道減肥瘦身菜餚在最後做總合整理。培養出選食材的眼光，並依循以蛋白質攝食為主的TW式美體瘦身法的食材攝取規則，那麼曲線窈窕就不再是夢想囉！

注意：關於蛋白質及熱量

後面表記的蛋白質及熱量的量，是指食材是以【可食用部分約100g】為基準的營養成分量、料理則是以【1人份】為基準的營養成分量。

料理名◎ 3周美體瘦身法中也可以食用的料理

	食材	熱量(kcal)	蛋白質(g)	食物纖維強化	所在頁數	注音
ㄅ	白蘿蔔	18	0.5		105	ㄅ
	白蒟蒻絲	6	0.2	●	135	ㄅ
	薄削昆布（薯蕷昆布）	117	6.5	●	80	ㄅ
	白菜	14	0.8		89	ㄅ
	菠菜	20	2.2		87	ㄅ
	白酒	73	0.1		（額外參考）	ㄅ
ㄆ	葡萄柚	38	0.9		119	ㄆ
	螃蟹（雪蟹）	63	13.9		70	ㄆ
	◆普羅旺斯雜燴	71	1.4		97	ㄆ
	啤酒	40	0.3		137	ㄆ
	葡萄	59	0.4		121	ㄆ
	培根肉	405	12.9		57	ㄆ
	蘋果	54	0.2		120	ㄆ
ㄇ	鰻魚（蒲燒）	293	23.0		75	ㄇ
	梅子酒	156	0.1		（額外參考）	ㄇ
	毛豆	135	11.7		106	ㄇ
	◆美式蚵仔巧達濃湯	163	12.9		85	ㄇ
	茅屋起士	105	13.3		130	ㄇ
	木耳（汆燙）	13	0.6	●	114	ㄇ
	馬鈴薯	76	1.6		107	ㄇ
	◆馬鈴薯拌雞絞肉沙拉	98	8.1		109	ㄇ
	明膠	344	87.6		50	ㄇ
	◆魔鬼蛋	22	4.3		59	ㄇ
	◆美味蔬菜拌煮雞肉	58	6.5		60	ㄇ
	馬肉（紅肉）	110	20.1		58	ㄇ
	芒果	64	0.6		122	ㄇ
ㄈ	番薯	132	1.2		107	ㄈ
	鯡魚卵	162	25.2		74	ㄈ
	菲力牛肉	133	20.5		56	ㄈ
	番茄	19	0.7		96	ㄈ
	鳳梨	51	0.6		123	ㄈ
	法國麵包	279	9.4		131	ㄈ
	蜂斗菜（山野菜）	11	0.3		（額外參考）	ㄈ
ㄉ	豆腐渣	111	6.1		133	ㄉ
	豆腐渣蛋糕	132	2.7		124	ㄉ

	食材	熱量(kcal)	蛋白質(g)	食物纖維強化	所在頁數	注音
	◆豆子拌茅屋起司沙拉	130	10.5	●	76	ㄉ
	鰈魚（扁魚）	95	19.6		69	ㄉ
	豆瓣菜	15	2.1		102	ㄉ
	◆蛋白包飯	215	16.6		61	ㄉ
	◆蛋白質青蒜馬鈴薯濃湯	164	24.4		83	ㄉ
	鯛魚（血鯛）	105	19.4		（額外參考）	ㄉ
	蛋・蛋黃	387	16.5		127	ㄉ
	蛋・蛋白	47	10.5		127	ㄉ
	鯛魚（嘉鱲魚）	194	21.7		68	ㄉ
	◆蛋白可麗餅	51	3.3		128	ㄉ
	◆蛋白蛋盅	84	13.8		128	ㄉ
	◆蛋白小盅	87	14.6		129	ㄉ
	冬瓜	16	0.5		95	ㄉ
	豆漿	46	3.6		133	ㄉ
	◆豆漿布丁	54	6.1		125	ㄉ
	豆腐（絹豆腐）	56	4.9		133	ㄉ
	大蒜	134	6.0		100	ㄉ
	豆芽菜	14	1.7		103	ㄉ
ㄊ	駝鳥肉	115	24.1		58	ㄊ
	桃子	40	0.6		122	ㄊ
ㄋ	南瓜（西洋）	91	1.9		96	ㄋ
	牛肉・牛筋	155	28.3		54	ㄋ
	◆牛筋咖哩飯	331	17.1		144	ㄋ
	牛下水（小腸）	287	9.9		56	ㄋ
	牛瘤胃	182	24.5		56	ㄋ
	牛大腿紅肉	165	21.7		56	ㄋ
	◆牛腿肉八幡捲	173	16.1		59	ㄋ
	◆和式牛大腿漢堡肉餐	234	28.5		115	ㄋ
	牛奶	67	3.3		130	ㄋ
	牛蒡	65	1.8		105	ㄋ
	牛蒡竹輪	139	12.5		136	ㄋ
	◆拿坡里雞柳義大利麵	372	22.2		142	ㄋ
	泥鰍	79	16.1		75	ㄋ
	◆檸檬鹽醬拌雞胸肉	121	22.6		47	ㄋ
ㄌ	蘆荀	22	2.6		90	ㄌ
	酪梨	187	2.8		122	ㄌ
	里芋	58	1.5		107	ㄌ
	鱸魚	123	19.8		68	ㄌ
	梨子	43	0.3		121	ㄌ
	◆零脂肪豬肉拌鮮菇醃生薑醬	121	17.0		53	ㄌ
	◆零脂肪豬肉拌柚子橙醋醬水菜沙拉	124	19.0		53	ㄌ
	藍莓	49	0.5		123	ㄌ
	綠色花椰菜	33	4.3		93	ㄌ
	◆綠色花椰菜炒大蒜	36	4.1		97	ㄌ
	零脂肪優酪乳	67	4.3		130	ㄌ
	拉麵	281	8.6		132	ㄌ
	綠茶	2	0.2		（額外參考）	ㄌ

食材	熱量(kcal)	蛋白質(g)	食物纖維強化	所在頁數	注音
檸檬	54	0.9		119	ㄌ
蓮藕	66	1.9		105	ㄌ
裏脊火腿	196	16.5		（額外參考）	ㄌ
ㄍ 蛤蜊	30	6.0		72	ㄍ
◆蛤蜊巧達濃湯燉飯	250	11.9		143	ㄍ
鮭魚子	272	32.6		74	ㄍ
高麗菜	23	1.3		90	ㄍ
鮭魚（鹹鮭魚）	133	22.3		69	ㄍ
果菜汁	***	***		137	ㄍ
ㄎ 昆布（三石昆布（日高昆布））	153	7.7		80	ㄎ
◆咖哩風味雞胸肉	110	19.2		47	ㄎ
咖啡	4	0.2		137	ㄎ
ㄏ 紅豆	339	20.3		134	ㄏ
海膽	120	16.0		74	ㄏ
◆海鮮醃菜	65	10.4		61	ㄏ
花椰菜	27	3.0		93	ㄏ
寒天	154	2.4		81	ㄏ
紅茶	1	0.1		137	ㄏ
海蜇皮（從鹽醃中去除鹽份）	22	5.2		67	ㄏ
◆海蜇皮和白菜拌涼拌豆腐	99	9.3		67	ㄏ
鴻喜菇	18	2.7	●	111	ㄏ
◆韓式傳統拌菜風鮪魚肉	51	7.5	●	66	ㄏ
◆和風醬雞柳	96	17.3		44	ㄏ
◆韓式豆芽菜涼拌雞柳	82	17.3		45	ㄏ
滑菇	15	1.7	●	113	ㄏ
紅蘿蔔	37	0.6		105	ㄏ
海苔	173	39.4		81	ㄏ
荷蘭芹	44	3.7		101	ㄏ
海蘊	4	0.2	●	79	ㄏ
花生	585	26.5		134	ㄏ
紅酒	73	0.2		137	ㄏ
日本公魚	77	14.4		69	ㄏ
海帶芽	11	1.7	●	81	ㄏ
黃豆・黑豆	417	35.3		134	ㄏ
ㄐ 金針菇	22	2.7	●	113	ㄐ
◆焗烤花椰菜	102	9.9		97	ㄐ
◆膠原蛋白牛筋湯	165	29.0		55	ㄐ
蒟蒻	7	0.1	●	135	ㄐ
進口鮭魚	237	20.1		（額外參考）	ㄐ
鯖魚（白腹鯖）	202	20.7		73	ㄐ
雞肉・雞柳	105	23.0		41	ㄐ
◆雞柳嫩煎香菇	93	17.9		44	ㄐ
◆雞柳拌菠菜	89	17.6		44	ㄐ
◆雞柳涼拌醃白菜	81	16.7		45	ㄐ
◆雞柳與蛋燉煮	101	19.8		45	ㄐ
◆雞柳和風咖哩	101	19.4		45	ㄐ

食材	熱量(kcal)	蛋白質(g)	食物纖維強化	所在頁數	注音
◆雞柳拌鮮姑沙拉	46	8.9		59	ㄐ
◆春季蔬菜雞湯	75	12.2		82	ㄐ
◆雞柳白菜捲	101	18.5		116	ㄐ
雞肉・雞胗	94	18.3		43	ㄐ
◆雞胗拌金針菇	86	15.7		48	ㄐ
◆雞胗拌香辣菠菜	92	17.0		48	ㄐ
◆雞胗拌蠔油炒西洋芹	91	14.1		48	ㄐ
◆雞胗炒大蒜芽	93	15.4		47	ㄐ
◆雞胗拌山葵醬風味鴨兒芹	89	15.2		48	ㄐ
雞肉・雞翅膀	211	17.5		49	ㄐ
雞肉・雞軟骨	54	12.5		49	ㄐ
雞肉・雞心	207	14.5		49	ㄐ
雞肉・絞肉（雞胸去皮）	108	22.3		57	ㄐ
雞肉・雞胸肉	108	22.3		42	ㄐ
◆雞胸肉拌煮羊栖菜	95	17.1		46	ㄐ
◆雞胸肉蘆筍捲	109	17.3		46	ㄐ
◆橘子醋醬雞胸肉	106	19.0		46	ㄐ
◆青江菜拌嫩煎雞胸肉	114	20.7		47	ㄐ
雞肉・雞腿肉	116	18.8		50	ㄐ
雞肉・雞肝	111	18.9		49	ㄐ
韭菜	21	1.7		99	ㄐ
九層塔	24	2.0		101	ㄐ
加工乳酪	339	22.7		130	ㄐ
橘子	46	0.7		120	ㄐ
青海菜	150	18.1	●	（額外參考）	ㄑ
秋葵	30	2.1		93	ㄑ
旗魚（劍旗魚）	141	18.3		64	ㄑ
奇異果	53	1.0		121	ㄑ
秋刀魚	310	18.5		73	ㄑ
◆秋季鮮菇湯	51	4.8	●	84	ㄑ
全脂無糖優酪乳	62	3.6		130	ㄑ
全麥麵粉	328	12.8		131	ㄑ
全麥義大利通心粉	352	13.0		132	ㄑ
青江菜	9	0.6		88	ㄑ
◆戚風蛋糕	38	3.2		125	ㄑ
茄子	22	1.1		94	ㄑ
青椒	22	0.9		94	ㄑ
去骨火腿	118	18.7		57	ㄑ
裙帶菜	11	0.9	●	79	ㄑ
蕎麥麵	344	14.0		132	ㄑ
星鰻	161	17.3		75	ㄒ
蝦子（大正蝦）	95	21.7		70	ㄒ
杏鮑菇	24	3.6	●	111	ㄒ
◆香草烤旗魚片	131	24.3		64	ㄒ
小黃瓜	14	1.0		94	ㄒ
玄米	350	6.8		131	ㄒ

	食材	熱量(kcal)	蛋白質(g)	食物纖維強化	所在頁數	注音
	小松菜	14	1.5		87	ㄒ
	香菇	18	3.0	●	112	ㄒ
	香檳	45	0.1		137	ㄒ
	西洋芹	15	1.0		88	ㄒ
	香腸（豬肉鑫鑫腸）	321	13.2		（額外參考）	ㄒ
	鱈魚（太平洋鱈）	77	17.6		68	ㄒ
	鱈魚卵	140	24.0		74	ㄒ
	◆香辣煎雞腿肉	100	15.2		61	ㄒ
	香蕉	86	1.1		123	ㄒ
ㄓ	◆中華風味海蜇皮沙拉	76	14.4		67	ㄓ
	竹筍（汆燙）	30	3.5		90	ㄓ
	章魚（真蛸）	76	16.4		70	ㄓ
	中國茶	0	0.0		137	ㄓ
	豬肉・豬腳	230	20.1		51	ㄓ
	豬肉・豬培根肉	386	14.2		51	ㄓ
	豬肉・菲力豬肉	115	22.8		51	ㄓ
	豬肉・豬腿肉	148	21.5		52	ㄓ
	豬里肌肉	202	21.1		52	ㄓ
	◆炙燒雞肉三明治	329	23.3		144	ㄓ
	◆蒸萵苣	46	2.4		91	ㄓ
	竹筴魚（日本竹筴魚）	121	20.7		73	ㄓ
	芝麻	578	19.8		134	ㄓ
ㄔ	柴魚（秋天捕獲）	165	25.0		（額外參考）	ㄔ
	柴魚（春天捕獲）	114	25.8		65	ㄔ
	柴魚片	351	75.7		80	ㄔ
	沖繩山苦瓜	17	1.0		95	ㄔ
	◆炒小松菜	16	1.4		91	ㄔ
	◆叉燒醬雞胸肉	192	31.9		46	ㄔ
ㄕ	沙丁魚	217	19.8		73	ㄕ
	柿子	60	0.4		120	ㄕ
	沙拉菜	14	1.7		（額外參考）	ㄕ
	山野菜（紫萁）	21	1.1		103	ㄕ
	山野菜（蕨）	15	1.5		（額外參考）	ㄕ
	獅子唐青椒仔	27	1.9		（額外參考）	ㄕ
	生薑	30	0.9		100	ㄕ
	燒酒	146	0.0		137	ㄕ
	◆生薑烤菲力豬肉	89	14.2		60	ㄕ
	曬乾的香菇	182	19.3	●	112	ㄕ
	扇貝肉	97	17.9		71	ㄕ
	水菜	23	2.2		89	ㄕ
ㄖ	日本茼蒿	22	2.3		87	ㄖ
	◆日式練梅風雞柳	103	18.6		45	ㄖ
	日本酒	104	0.3		137	ㄖ
	日式魚板	94	9.9		136	ㄖ
	蘘荷	12	0.9		100	ㄖ
	日本薯蕷	65	2.2		107	ㄖ

	食材	熱量(kcal)	蛋白質(g)	食物纖維強化	所在頁數	注音
ㄗ	◆自製醃黃瓜	17	0.4		61	ㄗ
	◆雜糧米飯糰	280	5.6		60	ㄗ
	紫蘇	37	3.9		101	ㄗ
ㄘ	草莓	34	0.9		119	ㄘ
	菜苗（蘿蔔嬰）	21	2.1		103	ㄘ
	蠶豆	108	10.9		106	ㄘ
	蔥（白蔥）	28	0.5		99	ㄘ
ㄙ	四季豆	23	1.8		106	ㄙ
	素麵	356	9.5		（額外參考）	ㄙ
一	◆鹽味柴魚半敲燒	126	26.9		65	一
	◆柚子胡椒烤柴魚	120	23.8		65	一
	鴨肉（去皮）	128	23.6		58	一
	◆羊栖菜拌玄米飯	141	2.8		59	一
	◆柚子風味煎鱷魚	88	12.4		60	一
	◆醃白蘿蔔葉	32	2.5		91	一
	洋蔥	37	1.0		105	一
	◆柚子胡椒醬風味雞胸肉	132	23.7		47	一
	油菜	33	4.4		95	一
	義大利通心粉	378	13.0		132	一
	羊栖菜	139	10.6	●	79	一
	◆羊栖菜拌蘿蔔嬰沙拉	42	2.8	●	77	一
	羊肉（生大腿肉，厚脂肪肉）	217	19.0		58	一
	◆醃鮪魚片拌海藻沙拉	86	14.1		63	一
	洋蘑菇	11	2.9		113	一
	鴨兒芹（線鴨兒芹）	13	0.9		99	一
	柚子	21	0.5		（額外參考）	一
	洋酒（威士忌）	237	0.0		137	一
ㄨ	烏賊（長槍烏賊）	85	17.6		71	ㄨ
	烏龍麵	126	2.6		132	ㄨ
	蕪菁	20	0.7		105	ㄨ
	鮪魚罐頭（無油）	71	16.0		66	ㄨ
	◆鮪魚罐頭肉拌煮羊栖菜	55	7.9	●	66	ㄨ
	文蛤	38	6.1		72	ㄨ
	舞菇	16	3.7	●	111	ㄨ
	鮪魚（黑鮪魚、紅肉）	125	26.4		63	ㄨ
	◆鮪魚片拌醬燙蔬菜	83	13.3		63	ㄨ
	萵苣	12	0.6		89	ㄨ
	◆無油凱撒沙拉	113	5.2		108	ㄨ
ㄩ	魚丸	113	12.0		136	ㄩ
	玉米	92	3.6		96	ㄩ
ㄜ	蚵仔	60	6.6		71	ㄜ
	◆俄羅斯優酪乳牛腱肉	184	16.7		117	ㄜ
ㄞ	埃及國王菜	38	4.8		88	ㄞ
	◆汆燙埃及國王菜	33	3.4		77	ㄞ

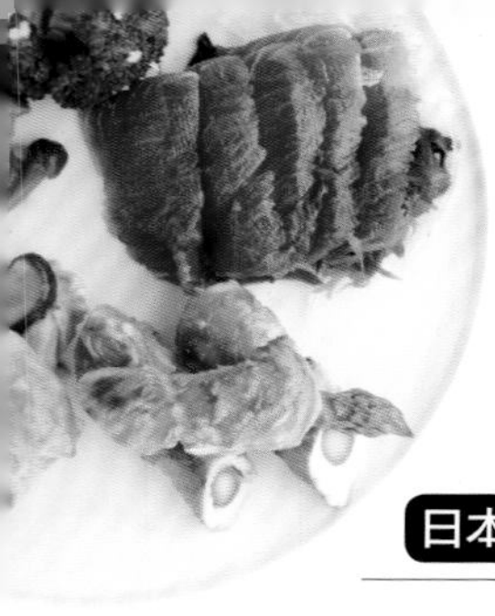

Ray Health 29

3周吃出瘦體質

日本最流行！這樣吃瘦最快，高蛋白質‧低脂‧低醣飲食法！

作者 池澤智 | **譯者** 陳佳昀

出版發行

瑞麗美人國際媒體 Ray Beauty International Media

檸檬樹國際書版有限公司／Lemon Tree International Books

客服專線／(02) 8221-8222

社長／總編輯

江媛珍 JASMINE CHIANG, Publisher

編輯主任／責任企編

余美慧 JOSEPHINE YU, Managing Editor

叢書主編

周宜珊 JOELLE CHOU, Managing Editor

日文編輯

蔡沐晨 AOI TSAI, Japanese Editor

美術編輯

陳語涵 YUHAN CHEN, Art Designer

主辦會計

邱莉文 LIZ CHIU, Accountant

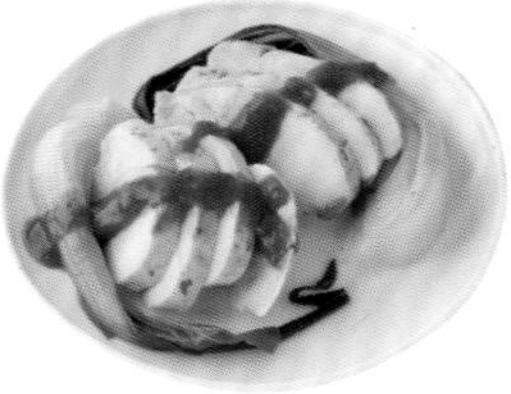

封面設計

張淑楓，Cover Design

法律顧問

第一國際法律事務所 余淑杏律師

北辰著作權事務所 蕭雄淋律師

編輯中心

地址：新北市中和區中山路2段359巷7號2樓

2F, No. 7, Lane 359, Sec. 2, Zhongshan Rd., Zhonghe Dist., New Taipei City, Taiwan (R. O. C.)

電話：(886) 2-2226-1888 傳真：(886) 2-2226-4338

劃撥帳號／19745151

劃撥戶名／檸檬樹國際書版有限公司

全球總經銷

知遠文化事業有限公司

地址：新北市深坑區北深路3段155巷25號5樓

電話：(886) 2-2664-8800 傳真：(886) 2-2664-8801

網址 www.booknews.com.tw www.booknews.com.tw 博‧訊‧書‧網

港澳地區經銷

豐達出版發行有限公司

地址：香港柴灣永泰道70號柴灣工業城2期1805室

電話：(852) 2172-6513 傳真：(852) 2172-4355

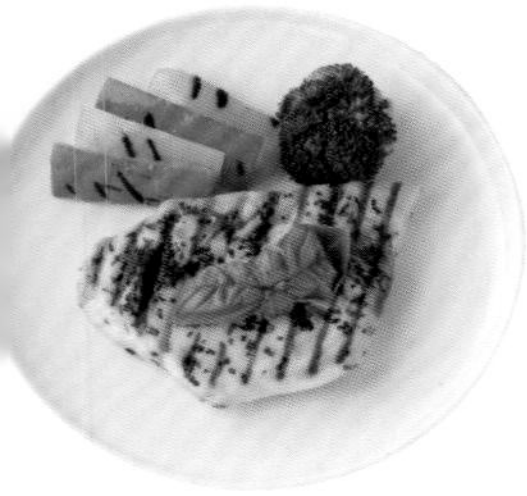

菩薩蠻排版／東豪製版／中華彩色印刷／明和裝訂

出版日期 2015年10月

NARI TAI KARADA NI NARU SYOKUZAI NO RULE

TOTAL WORKOUT SIKI DIET